10分钟轻瑜伽

美体、减龄、瘦身

邵小惠　主编

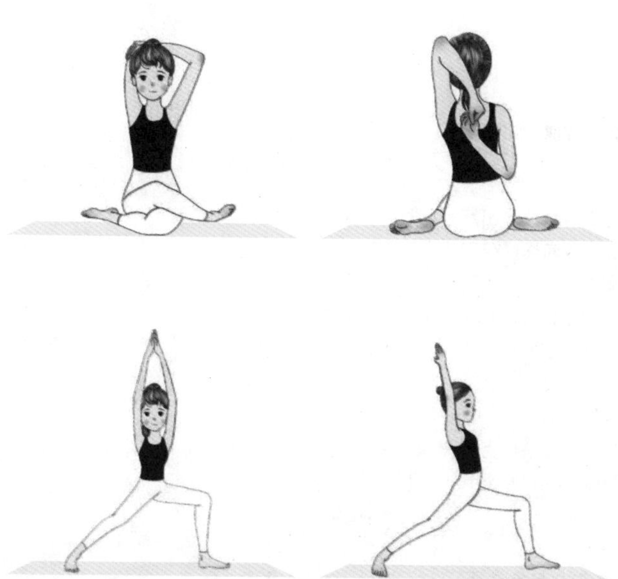

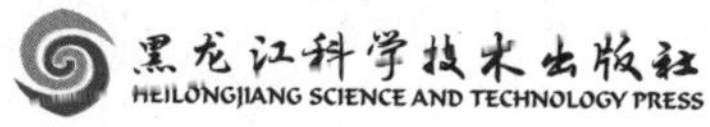
黑龙江科学技术出版社
HEILONGJIANG SCIENCE AND TECHNOLOGY PRESS

图书在版编目（CIP）数据

10 分钟轻瑜伽：美体、减龄、瘦身 / 邵小惠主编
. -- 哈尔滨：黑龙江科学技术出版社，2022.9
（10 分钟动起来，养身心）
ISBN 978-7-5719-1537-7

Ⅰ. ①1… Ⅱ. ①邵… Ⅲ. ①瑜伽 Ⅳ. ① R161.1

中国版本图书馆 CIP 数据核字 (2022) 第 145517 号

10 分钟轻瑜伽：美体、减龄、瘦身
10 FENZHONG QING YUJIA：MEITI、JIANLING、SHOUSHEN

主　　编　邵小惠
策划编辑　深圳·弘艺文化 HONGYI CULTURE
封面设计
责任编辑　孙　雯
出　　版　黑龙江科学技术出版社
地　　址　哈尔滨市南岗区公安街 70-2 号
邮　　编　150007
电　　话　（0451）53642106
传　　真　（0451）53642143
网　　址　www.lkcbs.cn
发　　行　全国新华书店
印　　刷　哈尔滨市石桥印务有限公司
开　　本　710 mm × 1000 mm　1 / 16
印　　张　11
字　　数　150 千字
版　　次　2022 年 9 月第 1 版
印　　次　2022 年 9 月第 1 次印刷
书　　号　ISBN 978-7-5719-1537-7
定　　价　45.00 元

PREFACE

作为全世界流行的健身运动，瑜伽（Yoga）起源于五千年前灿烂辉煌的印度文明，它融合了心理、生理、精神、哲学、科学、艺术等多种修炼方法，旨在探寻“梵我合一”的心灵境界。

现代瑜伽练习者，在平和、舒展的呼吸与体位练习中，不仅可以发挥最大的身体潜力，缓解精神紧张焦虑，平和心态，还能消耗大量身体热量，促进脂肪燃烧，充分调动全身肌肉群的运动积极性，实现健身、瘦身、提升气质、滋养皮肤、防止衰老等多种功效。

身体的不适、心情的烦躁焦虑、忙碌的快节奏生活都会造成心灵的失衡，甚至成为压垮生活的一根稻草。而长期练习瑜伽的人，能够摒弃身心杂念，放松精神，伸展全身，缓解紧张与疲劳感。每天都会精力充沛、容光焕发，以更好的状态迎接生活与工作的压力与挑战。

长期坚持练习瑜伽，会逐渐发现胸部线条更挺拔，手臂、腿部脂肪赘肉没有了，不再虎背熊腰，形体更富曲线美了，时刻保持青春活力，自内而外散发着自信。

瑜伽不只是一种缓慢、舒展的有氧健身运动，更是一种生活方式的磨炼，一场心灵修习的旅行。

本书第一章既讲解了瑜伽的起源与发展、主要流派、基础装备、功效等瑜伽必备知识，也介绍了瑜伽练习安全要点、基本坐姿、手印、呼吸方法、热身动作等瑜伽基础知识。第二、三章以简单的图解和文字，从体位介绍、动作要点、呼吸要点、体位功效、注意事项五大方面全方位介绍如何零基础练习瑜伽，更特别精选了针对局部减脂瘦身的有效瑜伽体位。

本书旨在帮助大家每天10分钟轻松掌握初级瑜伽练习方法，想瘦哪里就练哪里，充分感受练习瑜伽带给我们的身心愉悦和塑形美体的神奇功效。

CONTENTS

初级瑜伽必修课

一、瑜伽是什么？ …… 002

二、瑜伽的主要流派 …… 003

三、瑜伽的溯源与发展 …… 008

四、瑜伽体位法的由来与功效 …… 012

五、瑜伽练习必读安全要点 …… 014

六、瑜伽练习的基础装备 …… 016

七、瑜伽入门基本坐姿 …… 018

八、瑜伽手印知多少？ …… 022

九、瑜伽呼吸分类及练习要领 …… 028

十、瑜伽几大经典热身动作 …… 030

拜日式 …… 030

颈部练习 …… 036

膝部练习 …… 039

扭脊式 …… 041

半脊柱扭转式 …… 043

CONTENTS

初级瑜伽体位塑形

一、瑜伽坐姿体位……048

单腿背部伸展式……048

盘坐伸展式……050

肩部环绕式……053

船式……057

二、瑜伽站姿体位……060

树式……060

幻椅式……063

双角一式……066

战士一式……069

三、瑜伽跪姿体位……072

猫式……072

加强侧伸展式……075

兔式……078

新月式……080

四、瑜伽蹲姿体位……………………………… 083

蹲式……………………………………………………083

趾尖式…………………………………………………086

鸭行式…………………………………………………089

放气式…………………………………………………092

五、瑜伽俯卧体位……………………………… 095

半蝗虫一式……………………………………………095

半蝗虫二式……………………………………………098

人面狮身式……………………………………………100

四肢撑地式……………………………………………102

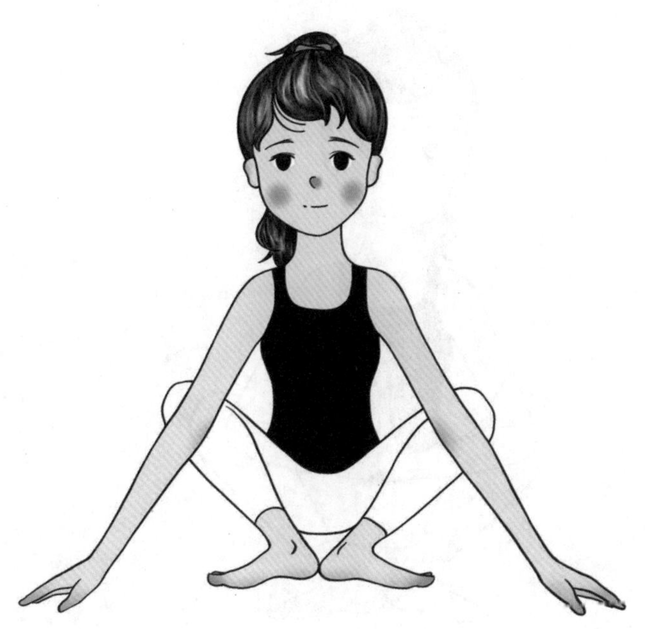

六、瑜伽仰卧体位 105

上伸腿式 105

鱼式 107

单腿桥式 109

摇摆式 112

七、瑜伽倒立后弯体位 115

单腿倒立式 115

肘倒立一式 119

肘倒立变体二式 122

肩倒立式 125

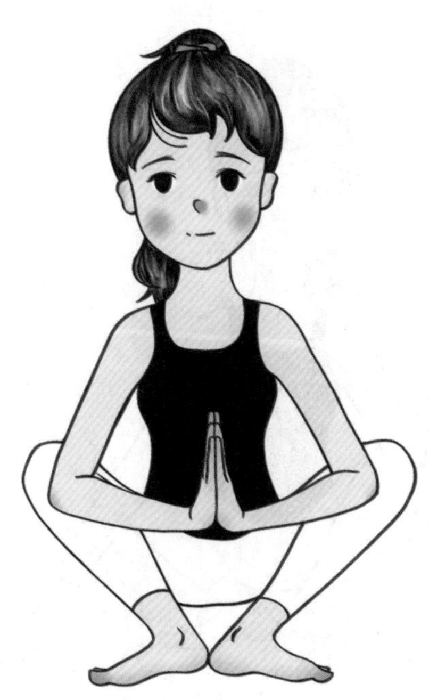

轻瑜伽，全方位美体瘦身

一、脸部紧致，重塑轮廓 130

侧角扣手式..130

铲斗式..133

花环式..136

二、修长颈部，舒缓颈椎 139

蜥蜴式..139

蛙式..142

颈部伸展式..145

三、瘦减手臂，甩掉“蝴蝶臂” 150

牛面式..150

战士二式..153

侧角伸展式..157

四、开肩美背，提升气质 160

蝗虫式..160

盘腿前弯式..162

猫伸展式..165

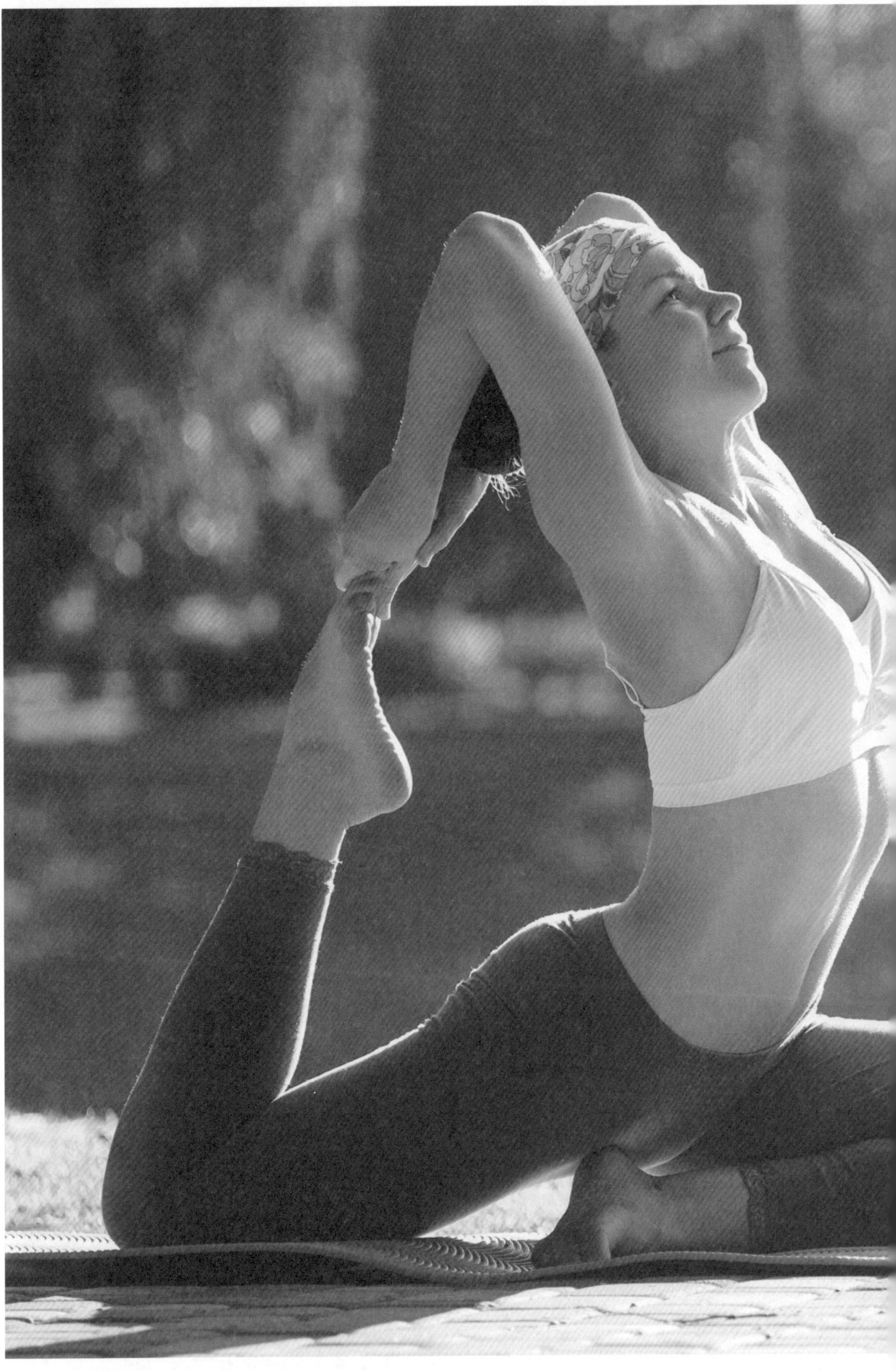

chapter 01

初级瑜伽必修课

源远流长的瑜伽文化在历史的长河中璀璨夺目至今，不仅能帮助人们获得身心平静，追求“梵我合一”之境界，还是一项动作舒缓的有氧健身运动。本章梳理了瑜伽的传承与发展，如瑜伽的主要流派、溯源与发展、瑜伽体位法的由来与功效、练习安全要点、基础装备、基本坐姿、瑜伽手印、呼吸分类与练习、经典热身动作等，让您轻轻松松明白瑜伽的来龙去脉。

一、瑜伽是什么？

瑜伽，是现代梵文 Yoga 的音译，是从古印度梵语“yuj”“gham”等演变而来，有“一致”“联结”“融合”等含义。

毋庸置疑，瑜伽起源于古印度，有着五千多年的悠久历史，隶属于古印度六大哲学派别之一，融合了心理、生理、精神，以及哲学、科学、艺术等修炼方法，旨在探寻“梵我合一”，是印度哲学文化体系中不可分割的重要部分。

古印度瑜伽修行者在大自然中发现动植物的生命力非常顽强，有着超凡的自愈、自治能力。于是在观察、模仿了众多动植物后，据传创立了多达八万多个瑜伽姿势（也有流传 840 万种体式）。经过漫长的岁月洗礼，或遗失或演变或精练，留存于世的瑜伽体式只有几百个，其中有详细阐述的竟不到一百个。

瑜伽运用古老而易于掌握的体式技巧，通过调身体位法、调息呼吸法、调心冥想法等方法，帮助人们发挥身体的最大潜力，提升自我意识，改善人们生理、心理、情感和精神等各方面状态，是一种达到身体、心灵与精神和谐统一的运动方式，也是一个心身合一的完整修炼体系。

现代瑜伽更强调修身养性，以及强身、美体、缓解精神压力等运动造诣。人们通过练习各种瑜伽动作放松身体、打通经络、改善体质、舒缓情绪，不仅塑身健体，还能获得身体和心灵的和谐统一。

二、瑜伽的主要流派

作为流传了几千年的印度瑜伽文化，发展到现在也形成了不同的分类和流派。不同派系的瑜伽只是在教授的方法、重点和练习上有所差异，最终要达到的都是“梵我合一”的境界。

1. 哈他瑜伽

哈他瑜伽又称哈达瑜伽，在印度被称为“传统瑜伽”，梵语名为“Hatha”，“ha”指太阳，“tha” 指月亮，“hatha”代表男与女、日与夜、正与负、阴与阳、冷与热以及其他任何相辅相成的两个对立面的平衡。瑜伽练习中，通过右鼻孔来呼吸被称为太阳的呼吸，而通过左鼻孔呼吸被称为月亮的呼吸。

哈他瑜伽是印度瑜伽中最通俗实用的一种，旨在通过身体的姿势、呼吸和放松的技巧练习达到训练的目的。哈他瑜伽学习门槛低，适合各类人群练习，对初学者非常友好。它的呼吸相对自由，着重于身体核心部位的练习，强调身体灵活性和力量的平衡。

2. 流瑜伽

流瑜伽“flow yoga”，是在欧美诞生并确立的瑜伽流派，是哈他瑜伽与阿斯汤加瑜伽的结合体，是阿斯汤加瑜伽的简化和基础，更适合初学者。

流瑜伽是时下很流行的一种瑜伽，体式之间的衔接有一气呵成之感，所以被称为“流瑜伽”。在练习中以行云流水般的流畅动作组合强健身体，侧重伸展和柔韧、力量和耐力，要求精神专注、动作准确且连贯流畅。

流瑜伽强调运动与呼吸协调，更注重体式间的连接，每个核心体式保持3~5 次呼吸，要练习掌控呼吸节奏，让呼吸更深长缓慢。

3. 热瑜伽

热瑜伽“High Temperature Yoga”，又称高温瑜伽、热力瑜伽，由印度人比克拉姆在原始哈他瑜伽的基础上创立。热瑜伽的 26 种体式基本来源于传统的瑜伽姿势，要求在室内 38~42℃高温条件下进行练习，配合两种呼吸法，按照人体肌肉与韧带特点，科学地排列出前后顺序。

热瑜伽属于柔韧性运动，整套动作要求前后连贯，不可打乱顺序，以免影响锻炼效果。通过高温环境练习加速排汗排毒，促进血液循环，使肌肉更富弹性，能有效改善脊椎柔软度，非常适合办公室一族。

4. 力量瑜伽

力量瑜伽“Power Yoga”，又称“动感瑜伽”“活动瑜伽”，是一种强有力、健康的串联体位式瑜伽。力量瑜伽在西方极受推崇，也是要求最为严格的瑜伽之一。

力量瑜伽结合了体位法与深度呼吸法，强调力量与柔韧性的有机结合，对塑造体形具有不错的效果，还能增强心肺循环功能，促进新陈代谢。学习力量瑜伽能够达到速效减肥、提高身体力量和灵活性的目的。

5. 艾扬格瑜伽

艾扬格瑜伽“Iyengar Yoga”是以印度瑜伽大师艾扬格 (B.K.S Iyengar) 名字来命名的，体位基础来源于哈他瑜伽，以精确的体位调整和使用瑜伽辅助工具而闻名。

它强调体位动作的精准、到位，以此作为对能量的控制和进入冥想的手段，讲究身心放空。在练习过程中会借助工具完成相应的体位练习，速度较慢，很适合初学者和身体僵硬的人群。

6. 智瑜伽

智瑜伽又称“智慧瑜伽”或“知识瑜伽”，梵文“Jnana Yoga”，为智慧、知识的意思，特指那些能给我们带来人生终极启迪和生命终极奥义的知识。

智瑜伽提倡培养知识理念，使人从“无明”中解脱出来，获得神圣知识，发现宇宙本质。智瑜伽的修行就是不断地研习古圣先贤们的知识和言行，并身体力行之，直至内化于心，并在自己的身心中再现出来。

智瑜伽更强调修定悟道，通过学习有关世界本源的知识，并在其引导下用各种方法感知大自然最本质的奥秘，了解自我与原始动因的一致和结合，即“梵我如一”。

7. 王瑜伽

又称“八支分法瑜伽”，梵文名为“Raja Yoga”，意思是有如王者般地位崇高的瑜伽修行方式。是印度教修行者通往精神世界的主流之路。王瑜伽是最早存在和诞生的流派，修行者被称为外士那瓦。

王瑜伽分姿势锻炼、调息、冥想等八个步骤，主张对心理活动进行控制和修持。智瑜伽侧重智慧，业瑜伽侧重行为，信瑜伽侧重虔诚的信仰，只有王瑜伽注重对内在精神活动和深层思想的控制。因此被认为是所有瑜伽中最稳妥、最有效和最具有彻底性的一种瑜伽体系。

在印度，王瑜伽要求修行者是男性，信奉印度教，拥有健全健康和清洁的身体，没有亵渎过神灵，愿意出家，愿意跟随古鲁（导师），并进行弃决（放弃所有财产），认识梵文或者巴利文。修行场所主要以印度教寺院为主。

8. 业瑜伽

又称“行动瑜伽”“行为瑜伽”“行业瑜伽”，梵文为“Karma Yoga”，又译作羯磨，本意指行为本身，而不是行为之后产生的“业”。

印度哲学认为人的行为无论善恶，都会按照善恶性质带来相应的果报，即“业”，类似于我们常说的因果报应。业瑜伽认为，处在社会中的每个人都有自己的社会职责和生活规范，即 Dharma（达摩），也称“法”。每个人应该根据“法”来实施和规范行动。

业瑜伽强调，行为是生命的第一表现，将精力集中于内心世界，然后通过内心世界的活动来引导行为更加完善。

9. 阿斯汤加瑜伽

阿斯汤加瑜伽，又译作阿斯汤噶瑜伽，是由被尊称为现代哈他瑜伽之父的克里希那马查传承的阿斯汤加温亚萨瑜伽，传入西方后成为风靡世界的瑜伽体系之一。

阿斯汤加瑜伽分为基础级、中级、高级，每个级别由 60 个左右的体位组成，严格按照固定的顺序编排，不能颠倒练习，强度很大，需有专业教练指导，否则易受伤。它可以均衡地锻炼身体的力量、柔韧性和耐力，改善人体的循环系统，调理身心，因此在欧美国家健身爱好者中备受欢迎。练习者需有良好的体能素质。

10. 昆达里尼瑜伽

昆达里尼瑜伽，又称蟠龙瑜伽、蛇王瑜伽，梵文名“Kundalini”，意为“蟠龙”。长达3000 多年从未在印度公开教授，只有部分皇室贵族的人有资格享用，一直是密传。直到1969 年时，才由Yogi Bhajan 在美国公开传授至今，目前全球有90 多个国家都在传授昆达里尼瑜伽。

昆达里尼瑜伽被认为是一种最全面的瑜伽体系，融合了瑜伽八分支，包含了大量冥想、梵音、身体练习和呼吸技巧，是一种帝王瑜伽，被誉为瑜伽中的“钻石”。

昆达里尼瑜伽认为人体存在七万两千条气脉、七大梵穴轮、一根主通道和一条尚未被唤醒而处在休眠状态的圣蛇。通过打通气脉，让生命之气唤醒那条蛇，使它穿过头顶的梵穴轮到达体外。一旦冲出头顶，即可获得出神入化的“三摩地”。

练习昆达里尼瑜伽是重获生机的过程，能帮助我们清除消极能量，感受正面、有觉知的“生命真言”，深层放松和自然疗愈，重新建立起自我之爱。还可以增强肌肉骨骼力量和灵活性，强化神经系统。昆达里尼瑜伽较难练习，只有持之以恒，方可熟练。

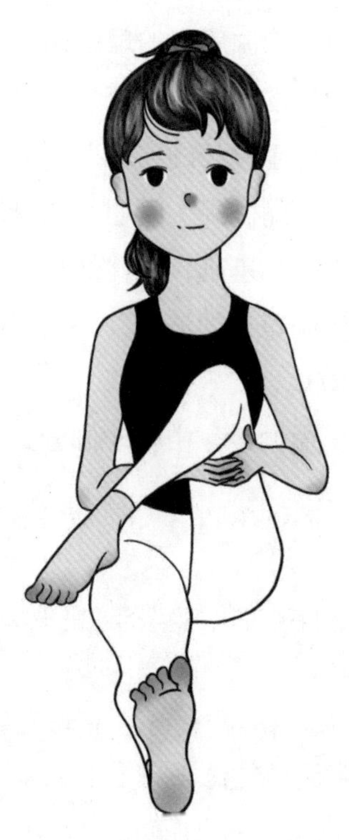

三、瑜伽的溯源与发展

（一）瑜伽的溯源

众所周知，瑜伽起源于古印度，发源于印度北部的喜马拉雅山脉，迄今至少已有五千年历史。关于瑜伽的记载最早出现在一千五百年前《吠陀经》中。但是，从印度西北部河流流域的考古发现中，挖掘了绘有瑜伽冥想姿势的完整陶器，这足以证明至少在五千年以前，就已经有瑜伽修行者了。

大约在公元前 300 年时，印度圣哲帕坦伽利 (PATANJALI) 创作了《瑜伽经》。《瑜伽经》中阐明了瑜伽所有的理论知识，形成了完整的理论体系和实践系统，详细阐述了瑜伽的定义、内容、给身体内部带来的变化等。在帕坦伽利之前，瑜伽虽然经历了漫长的实践期，但是没有任何人给瑜伽创立一个理论系统。帕坦伽利的《瑜伽经》阐明了使身体健康、精神充实的系统修炼课程，构成当代瑜伽修炼的基础，因此他被尊为瑜伽之祖。帕坦伽利给瑜伽下的定义是“瑜伽是控制意识的波动”，他提出的瑜伽哲学原理被公认为通往瑜伽精神境界的里程碑。

瑜伽之祖帕坦伽利在《瑜伽经》中将瑜伽分为完整的八支体系，即瑜伽八支，又称八实修法。包括：

禁制（外律） （梵文 yama）	指外在控制，宇宙的道德戒律。如谨守不杀生、真实（不妄语）、不偷盗、贞洁（梵行）、无所得五大誓戒。
劝制（内律） （梵文 niyama）	指内在控制，通过自律进行自我净化。奉行洁斋、满足、苦行、学习、皈依至上之神等。
坐法（调身） （梵文 asana）	指瑜伽姿势，也称体位。依规定保持坚固、安乐的坐姿。

调息 （梵文 pranayama）	指调整呼吸。
制感（调心） （梵文 pratyahara）	指精神从感觉和外部事物的奴役中解脱出来，感觉消失，控制内心。
执持（凝神） （梵文 dharana）	指将心系于一处，意识专注于一物。
禅定（入神） （梵文 dhyana）	指观念的集中持续，意识持续流入目标。
三昧 （梵文 samadhi）	指主体进入空无的状态，意识完全融入目标，自身似无，与宇宙合而为一。

后三支特称为禁戒（全神合一）（梵文 samyama），据传行此三支可得神通（梵文 vibhuti）而获解脱，终极智慧出现。

（二）瑜伽的发展

1. 吠陀时期

据考证，“瑜伽”这个概念最早出现在公元前 1500 年婆罗门教的宗教经典《吠陀》。《吠陀》共有四部，前三部《梨俱犬陀》《摩掌吠陀》和《柔耶吠陀》用于婆罗门教的教士修炼。第四部《阿闼婆吠陀》为普通人提供了在日常生活中修行用的咒语。

瑜伽的词根“Yuj”在《梨俱吠陀》中最早被提到。《梨俱吠陀》将瑜伽定义为“约束”或者“戒律”，但并没有提供任何系统性的体式练习。《阿闼婆吠陀》则把“瑜伽”作为一种自我约束方法，还加入了呼吸控制。

2. 前古典时期

在早期婆罗门教的宗教经典《吠陀》中，瑜伽仅仅是作为一个名词和戒律苦行出现，然而在《奥义书》中瑜伽却成了一种修行方式，更为精确的被记载。《奥义书》认为人生最大的追求就是回归真正的自我，达到“梵我如一”的境界，小宇宙与大宇宙高度契合。《奥义书》里还出现了“瑜伽师”，可见当时已经有一批修行瑜伽的人专门从事该领域。

3. 古典时期

在这个时期出现了瑜伽历史上最重要的两部经典著作：《薄伽梵歌》（*Bhagavad Gita*）和帕坦伽利的《瑜伽经》（*Yoga Sutra*）。《薄伽梵歌》提供了那个时代有关瑜伽最全面的描述，共分 18 章，每章标题中都含有“瑜伽”二字，将一切与人有关的活动都纳入了瑜伽范畴，把当时流行的业瑜伽、智瑜伽、信瑜伽和王瑜伽四大主流瑜伽梳理出全面的瑜伽理论体系。

帕坦伽利的《瑜伽经》前文已介绍过。帕坦伽利针对当时流行的各种宗派，又结合古典理论的哲学体系创作了《瑜伽经》，自此开始，瑜伽进入印度正统哲学派别。《瑜伽经》全书共 195 章，将瑜伽系统地分为“八支瑜伽”，旨在传播瑜伽的终极智慧。

4. 后古典时期

自《瑜伽经》之后，瑜伽的体系已基本发展成熟，此后的瑜伽时期又被称为“后古典瑜伽时期”或“经书时期”。该时期的瑜伽不再渴求从现实中解脱，不再认为冥想是达到解脱的唯一方法，有必要通过苦行修炼体会身心转化，达到“梵我合一”的境地。因此，产生了节食、禁欲，体位法，七轮等，加上咒语、手印身印尚师之结合，构成后古典时期瑜伽的精华。

这个时期的瑜伽还催生了丰富的瑜伽著作与各种修习分支，以及专门的瑜伽学校。对现代瑜伽影响深远的密宗瑜伽（Tantra Yoga）蓬勃发展，并在其基础上发展出哈他瑜伽（Hatha Yoga）。大概公元 15 世纪的时候，印度瑜伽大师斯瓦特玛拉玛创作了《哈他之光》，这部瑜伽经典被认为是现存最古老的关于哈他瑜伽的文献，也是最重要的综合教科书。自此，瑜伽得到了更为长足而深远的发展。

5. 近现代时期

到了近现代时期，瑜伽已经成为世界广泛传播的一项身心修习运动。19世纪的印度还催生发展了圣王瑜伽、拙火瑜伽、湿婆阿兰达瑜伽等重要瑜伽派别。二十世纪六七十年代，瑜伽开始在世界范围流行，八十年代开始进入中国发展。

如今，在世界的很多地方，都可以见到瑜伽练习者的身影。瑜伽在世界范围内开始了蓬勃的发展，同时不断演变出各式各样的瑜伽分支修习，如热瑜伽、哈他瑜伽、高温瑜伽、流瑜伽、养生瑜伽、舞蹈瑜伽、美体瑜伽、舒心瑜伽、排毒瑜伽、水上瑜伽、办公室瑜伽、亲子瑜伽、双人瑜伽、产前产后瑜伽等。

瑜伽之所以风靡世界，得益于其独特的健身方式和练习功效。现代瑜伽不再拘泥于传统的体位修行和师承，更强调追求健身休闲、放松精神、缓解疲劳，注重身心的美妙结合，并通过深长的呼吸、轻盈的舒展和心灵的自省来释放身心的疲惫和烦恼。

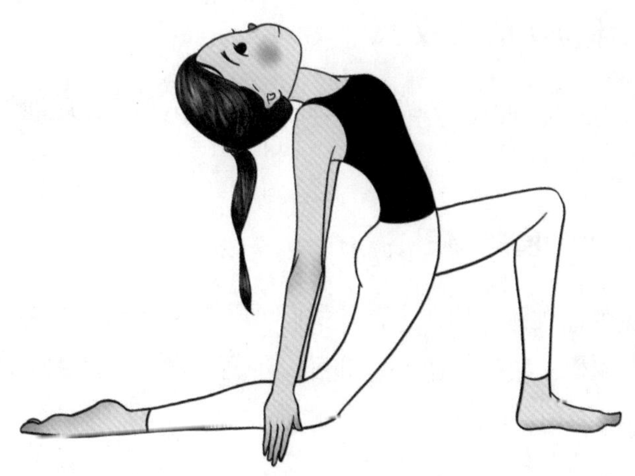

四、瑜伽体位法的由来与功效

1. 瑜伽体位法的由来

瑜伽体位法的梵文名是“Asana”，含义是“舒适的姿势”。瑜伽体位法就是运用一些动作和姿势，让身体放松、健康的练习方法。那么瑜伽体位法是怎么起源的呢?

几千年前，古印度瑜伽修行者在喜马拉雅山的森林中冥想、静坐时，通过观察大自然中动植物的自然形态，发现各种动植物天生具有治疗自己、放松自己、睡眠或保持清醒的方法。这些瑜伽修行者根据大自然中动植物的姿势创造了锻炼身体、升华心灵的瑜伽体位修行系统。几千种的瑜伽体位法由此而来。

瑜伽体位法在后来的发展和推广中，也经历着变化和改良，衍生出更适合现代人练习的瑜伽体位，如高温瑜伽、舞蹈瑜伽等。

2. 瑜伽体位法的功效

瑜伽体位法不仅可以改善人的精神状态，净化心灵，还能维持身体各个系统运行的平衡。

●塑形美体，提升气质

现代常见的瑜伽体位达几十种，我们可以根据身体的姿势大概分为坐姿、前屈、后仰、侧弯、扭转、俯卧、仰卧、平衡、倒立等几大类别。同类别的体位练习对身体有相近的功效。

如前屈、扭转、侧弯、俯卧、仰卧等部分体位法，对人体脊椎、骨骼、肌肉、内脏进行全方位的刺激和按摩，能矫正不良的姿势，还原下垂的内脏，使脊柱挺拔，提升气质。

还有后仰、仰卧等一些体位法能充分地扩张胸部，收紧腹部、提臀、拉伸手臂和腿部的肌肉。瑜伽体位很多都能消耗大量的热量和脂肪，并激发生命的活力。长期坚持练习，对于塑形美体、提升整体的气质非常有帮助。

●排毒养颜，促进新陈代谢

瑜伽体位法基本都配合呼吸练习，能增加体内氧气摄入量，加速血液循环，促进新陈代谢。瑜伽中还有很多动作会刺激和按摩体内腺体及器官，提高心脏、肺脏运行功能，增强消化功能，排出体内毒素，养颜美肤。

●平衡身心，提高专注力

瑜伽体位法的动作缓慢、舒适、柔和，而且会在一些姿势上保持静止一段时间，会压迫腺体促使内分泌平衡，柔韧身体。

瑜伽生理学认为人类有五十种心理倾向、习性，都是由沿着脊椎到头顶的七个脉丛结所控制、影响的腺体决定。瑜伽体位法看似动作简单，却能带来精神的愉悦，摒弃焦虑和浮躁，增进耐力，提高专注力。坚持体位法练习不仅可以强健身体，还可以镇定精神，让人体会到身心合一的美妙。

五、瑜伽练习必读安全要点

瑜伽练习也有一些必读安全要点，初学者在练习前应做好热身运动，先通看一下每个瑜伽体位的动作要点、注意事项。练习新体位时，动作幅度应以自己身体舒适为度，不宜用力过度，以免拉伤。

瑜伽练习的时间可以选择在餐前，如果自己无法适应空腹，可以在练习的半小时前饮用一些牛奶等清淡食物。早晨适合练习体位法，中午、晚上适合练习冥想等。练习前尽量避免饮浓茶、咖啡、酒等。但很多人平时工作很忙，餐前没空练习，也可以放在餐后一两小时后。练习时间长短依个人体力状况而定，以个人体力适应为度。炎热季节练习后可饮用淡盐水，有助于活动身体，预防肌肉痉挛或受伤。

练习瑜伽前，最好先排空膀胱，清空肠道。有条件和时间可以先洗个澡，以使精神和身体以更佳状态投入练习。运动会使毛孔扩张，瑜伽练习结束后的半小时内，不建议用凉水沐浴。

练习瑜伽前先做热身运动，不要一开始就做高难度动作，循序渐进地练习，以免造成运动伤害。

瑜伽场所选择相对安静的环境，空气流通，不要在太软的床上练习，最好准备瑜伽垫子，以及宽松舒适的瑜伽服或衣服，光脚练习。

练习瑜伽不一定非要照搬，瑜伽体位动作的顺序不是一成不变的，可以适当改变，保持平稳呼吸和平和心态。去瑜伽馆练习时，不要与人攀比，不过度练习，找到适合自身的体能状态，才能真正提升身心平衡及柔韧性。

练习瑜伽时，每个动作可以保持 3 ～ 5 次呼吸，练习结束后应感到心情愉悦而不是身体酸累或疼痛。

练习瑜伽的时候如果发生了肌肉痉挛、抽筋或强烈疼痛感，应当立即停止练习，并对不适部位进行按摩。如果在做难度较大的体位时明显感到体力不支、头晕心慌、身体抖颤、手脚发麻等，应立即结束练习，躺下休息。

如果头部、颈部、心脏、背部、腰部、腿部等有严重不适，或有血压问题，不能随便练习，可咨询医生有选择地练习。心脏不适不宜做颠倒体式或使心跳加快的体式。如患有高度近视、青光眼、视网膜脱落、中耳炎及颈椎病，必须避免做倒立动作。

生理期内应避免练习有伸展动作的体式，可做一些坐姿或非常缓和的基础体式练习。孕期瑜伽应在专业瑜伽教练或医师指导下练习。一般前 3 个月可练习一些柔和的瑜伽体式，腹部不应该感到任何压力。孕期练习呼吸控制时不要屏息，怀孕 6 个月后，或产后 1 个月内，不建议练习瑜伽。

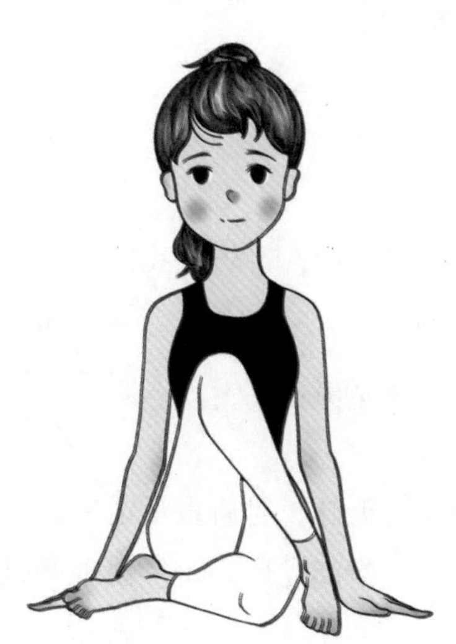

六、瑜伽练习的基础装备

瑜伽练习前，可准备一些简单的瑜伽基础装备，如瑜伽服装、瑜伽垫、瑜伽球、音乐等，这些都能帮助练习者快速进入练习状态，增强练习效果。

1. 瑜伽服装

瑜伽服装选择宽松、舒适、富有弹性，手感柔软顺滑的面料即可。这样在练习瑜伽动作时伸展容易到位。市场上的瑜伽服一般都具有这些特性，如果没有瑜伽服，也可以选择舒适、宽松、吸汗透气的衣服。

练习时应避免穿特别紧的衣服或文胸，或穿戴累赘的首饰，会限制身体的伸展，导致呼吸不畅等。

2. 瑜伽垫

瑜伽垫有很好的稳定性，可防止我们在练习瑜伽时因地面滑或出汗多而滑倒，也可以保护腿部、脚、胳膊、手等部位以免受伤，冬天也能有效抵御地面寒气。此外，在瑜伽馆，如果个人配备专用的瑜伽垫还能防止细菌交叉感染。

优质的瑜伽垫无毒无味，材质重量适中，久用也不会变形。劣质的瑜伽垫都有刺激性味道，长时间使用后可能出现间歇性头晕、神经性头痛、恶心乏力等不良反应。

市场出售的瑜伽垫大概分为 PVC、PVC 发泡、EVA、EPTM、防滑垫 5 种材质。其中 EVA 和 EPTM 主要用于防潮垫。PVC 和防滑垫因不是发泡技术，只是单靠原料切割而成，只有一面有防滑纹路，防滑性一般，用久会压扁，反弹不足。PVC 发泡材质最专业，可作为瑜伽垫首选材质。

如果家里没有专用的瑜伽垫，也可以使用防滑的软垫、毯子等，或者在软垫、毯子上再垫一块纯棉大毛巾，加强舒适性。太软的床或冷硬湿滑的地面不建议练习。

3. 瑜伽球、瑜伽弹力带、瑜伽砖等辅助用具

瑜伽球是健身场所常见的辅助运动器材，弹性十足，有复健矫正作用，可用于活动脊椎、四肢等练习。

瑜伽弹力带可用于一些腿、脚、胳膊等部位伸展动作，可辅助完成动作。如果一些高难度动作难以完成，也可以用长毛巾来代替。

瑜伽砖可帮助初学者伸展身体，一般由彩色 EVA 泡沫塑料制成，比较轻便。瑜伽砖可增加长度、辅助平衡、加深体式、辅助放松。借助瑜伽砖，体式更容易正位，初学者也能达到高手的效果。

4. 音乐

练习瑜伽时，可播放一些舒缓、轻柔的爵士乐、钢琴古典乐或者自己喜欢的歌曲等，帮助自己放松精神、缓解紧张，摒弃嘈杂的环境，使内心达到平静、柔和的境界。

七、瑜伽入门基本坐姿

基本坐姿是练习瑜伽的基础体位，也是瑜伽进入冥想的打坐体式。本书主要介绍瑜伽练习入门用到的六种基础坐姿。

练习瑜伽坐姿时，要保持腰背挺直，下颌内收，使头部、颈部和脊椎保持在一条直线上。每次练习时间宜在 30 分钟以内，以免脊椎过于受力产生疲劳，可多种坐姿交换练习。

1. 简易坐

初学瑜伽坐姿中的基础体位，这种坐姿最为舒适易学，能够增强髋部、膝盖和脚踝的灵活性，更好地练习脊柱正位，加强腿部神经系统功能，减轻风湿和关节炎症状。

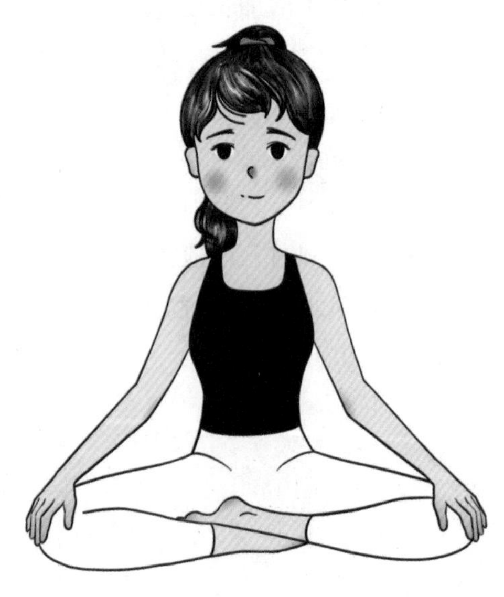

练习要领

1. 坐在地上，双腿伸直，背部挺直，不要耸肩。
2. 弯曲双膝，两脚相互交叉。
3. 双手自然放在双膝上，目视前方。

2. 金刚坐

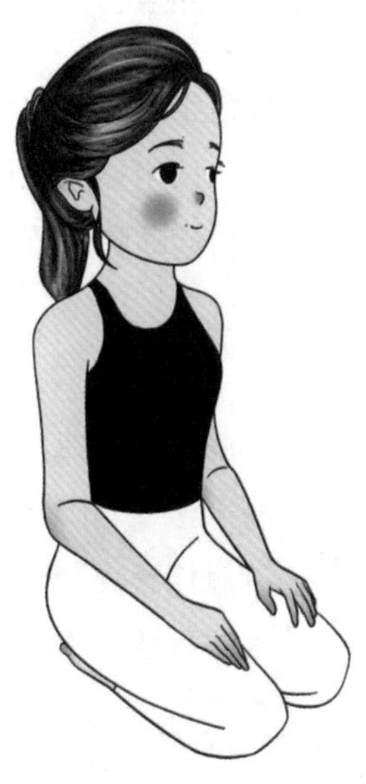

金刚坐是瑜伽初学者要掌握的重要跪坐姿，也是冥想体式莲花坐的替代体式。如果保持该坐姿久了感到腿麻痛，可以换成跪坐姿，能够缓解疼痛。有助于拉伸大腿的四头肌和脚掌，促进消化和强健脊椎周围核心肌肉群。

练习要领

1. 双膝并拢跪地，臀部坐在双脚脚后跟上。
2. 肩部放松，下巴收紧，腰背挺直，头部、颈部和脊椎处于中立位置。
3. 双手自然放在两大腿上，目视前方。

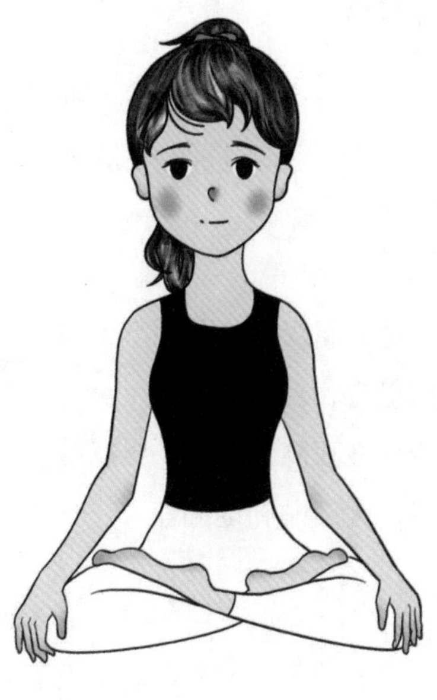

3. 莲花坐

瑜伽坐姿体式中最有用的坐姿之一，适合做呼吸、调息和冥想练习。可帮助缓解脚踝和膝盖的僵硬，柔软双腿，促进腰腹部血液循环，增强脊柱神经，安抚情绪。

练习要领

1. 坐正，双腿向前伸直。
2. 屈右腿，将右脚放在左大腿上，脚心向上。
3. 屈左腿，将左脚放在右大腿上。
4. 双手自然垂放在两膝盖上，脊背挺直，收紧下巴，目视前方。

4. 英雄坐

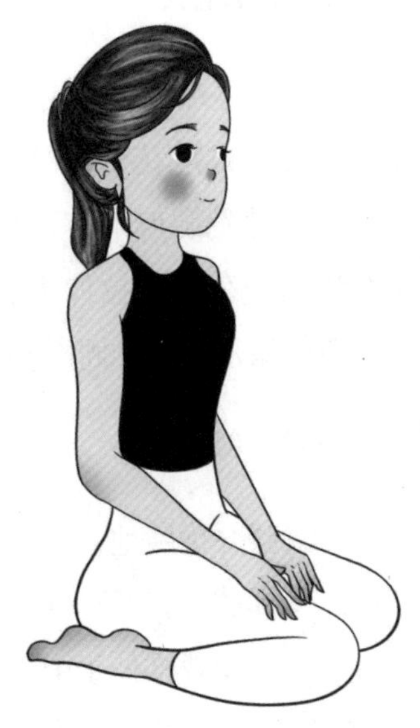

如果盘坐或金刚坐难以做到，也可以使用英雄坐。该坐姿能促进腹部的血液循环，拉伸脚背，活动膝关节。

练习要领

1. 双膝并拢跪地，双脚分开紧贴臀外侧，臀部坐在两脚之间的地面上。
2. 两脚后跟夹紧臀部，腰背挺直。
3. 双手自然搭放在两大腿上，目视前方。

5. 吉祥坐

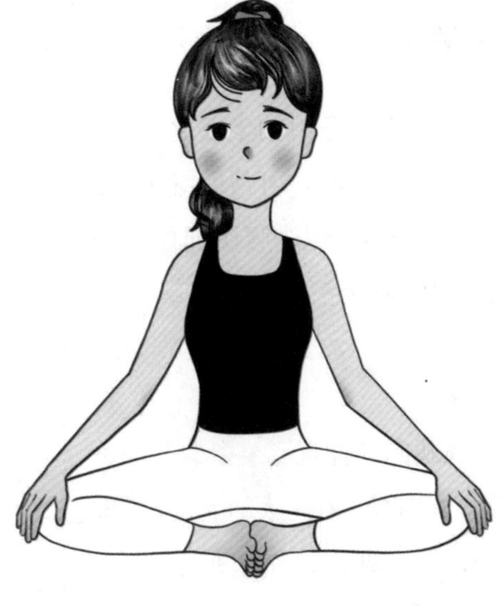

代替盘坐的一种简易坐姿。可以柔韧胯部，活动髋关节，拉伸大腿肌肉。

练习要领

1. 正坐位，屈双膝，双脚掌相对，腰部挺直，目视前方。
2. 双手放在双膝盖上，下压双膝，尽量把大腿贴到地面。

6. 散盘坐

莲花坐姿的简化坐姿。如果难以完成莲花坐姿，可用散盘坐代替。能够加强两膝、两踝的柔韧性和灵活性，缓解关节疼痛和僵硬。

练习要领

1. 坐在地上，腰背挺直，双腿并拢伸直。
2. 弯曲左腿，左脚跟靠近会阴处，左脚掌靠近右大腿，脚背触地。
3. 弯曲右腿，右脚放在左腿下，脚背触地。
4. 两手自然垂放于两膝盖上，目视前方。

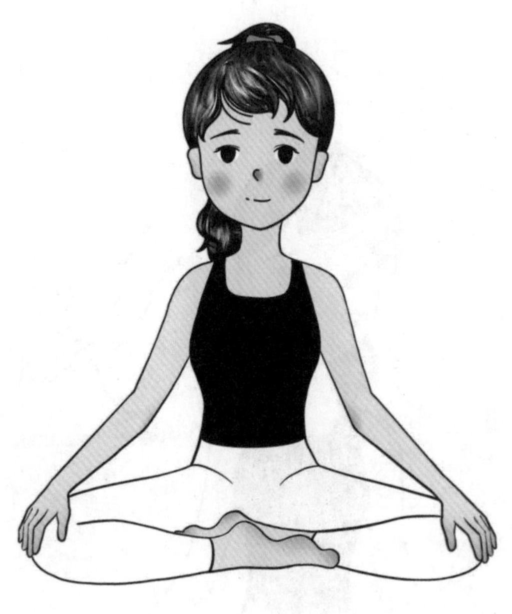

八、瑜伽手印知多少？

瑜伽手印，又称为契合法、印契，是古老瑜伽练习方法的一种，用手指（或脚趾）的各种变化，配合瑜伽的体位、呼吸、冥想练习，刺激手 、脚部的反射区，促进健身效果。

1. 智慧手印

双手掌心向上，自然放在双膝上，双手的大拇指与食指相扣，其他三指自然伸展。

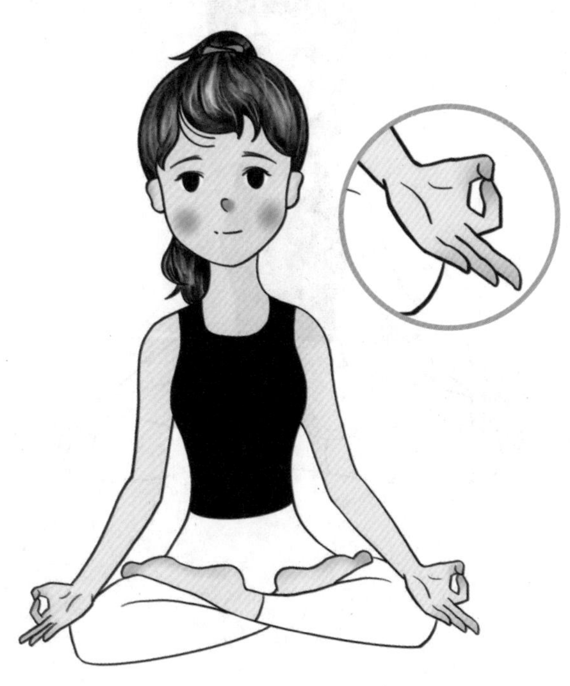

2. 能量手印

选择一种舒适的瑜伽坐姿，双手放在双膝上，掌心朝上，将拇指、无名指和中指相接，其他手指平伸。

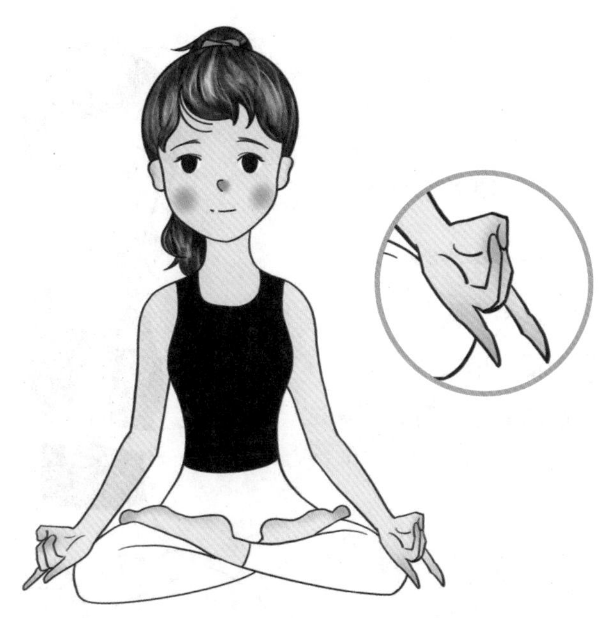

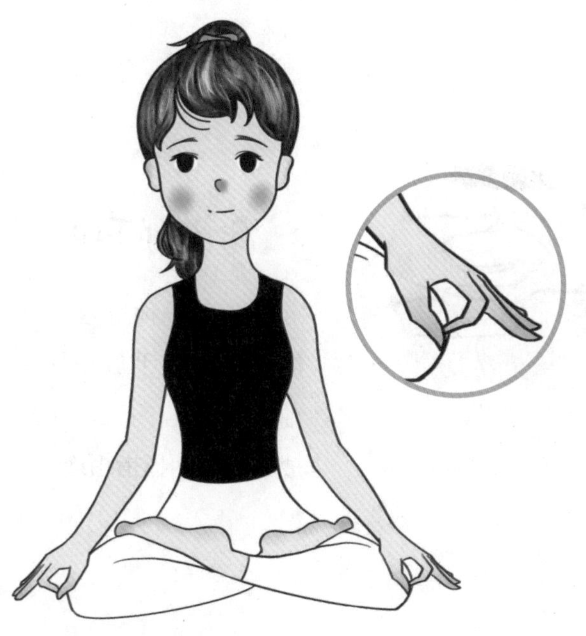

3. 秦手印

选择一种舒适的坐姿坐好，双手放在双膝上，掌心向下，拇指与食指相扣，其他三指自然伸展。

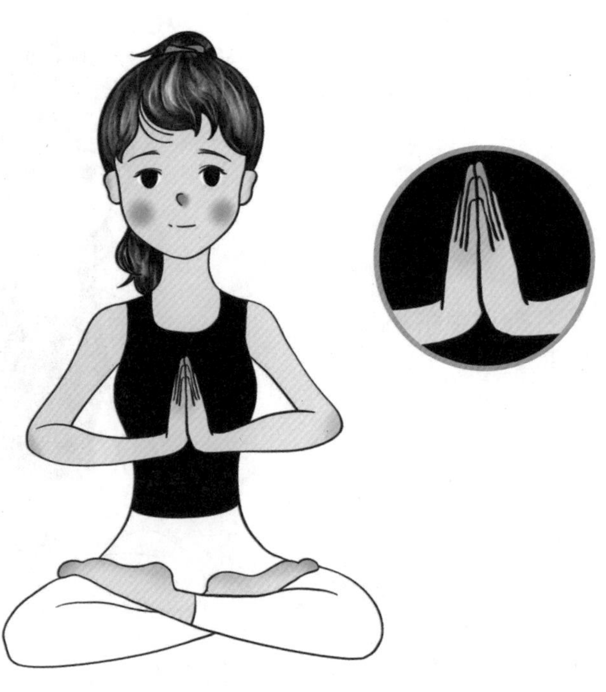

4. 祈祷手印

选择一种舒适的坐姿，双手于胸前合十，拇指相抵，指尖朝上，放在胸前做冥想姿势，手掌之间可留一些空间。

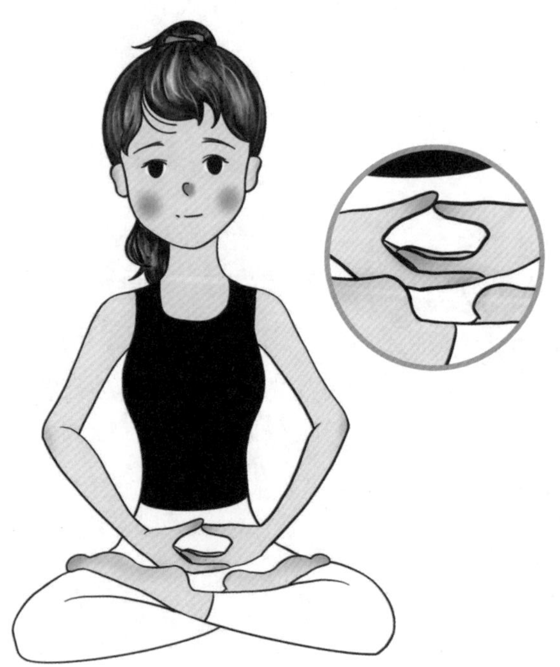

5. 禅那手印

选择一种舒适的瑜伽坐姿，双手放在腹部前方，掌心向上，相叠成碗状，两拇指相连。

6. 流提手印

选一种舒适的瑜伽坐姿坐好，双手放在双膝上，掌心朝上，拇指、小指相扣，其余手指平伸。

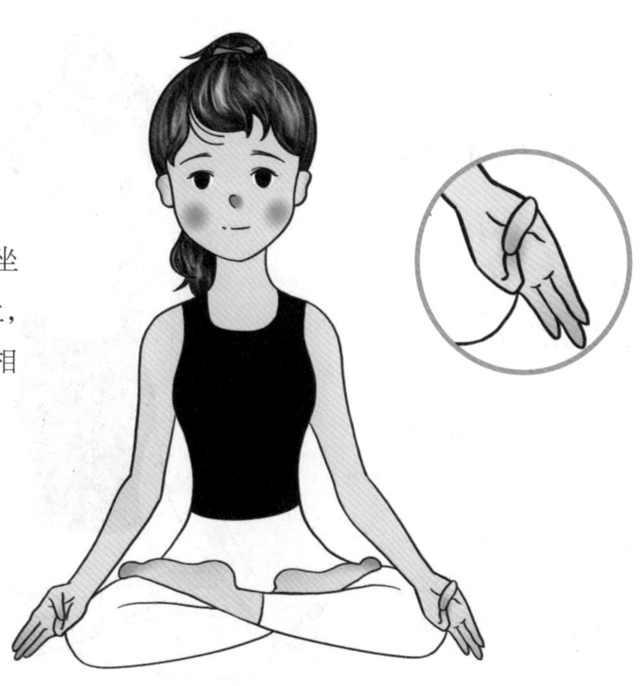

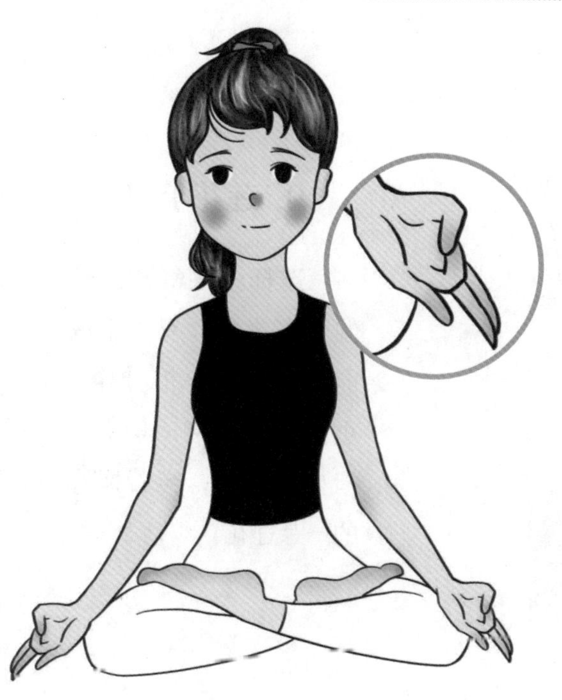

7. 大地手印

选择一种舒适的瑜伽坐姿，双手放在双膝上，掌心朝上，拇指和无名指相扣，其余手指自然平伸。

8. 生命手印

选择一种舒适的瑜伽坐姿，双手放在双膝上，掌心朝上，将拇指、无名指、小指交接，其余手指自然平伸。

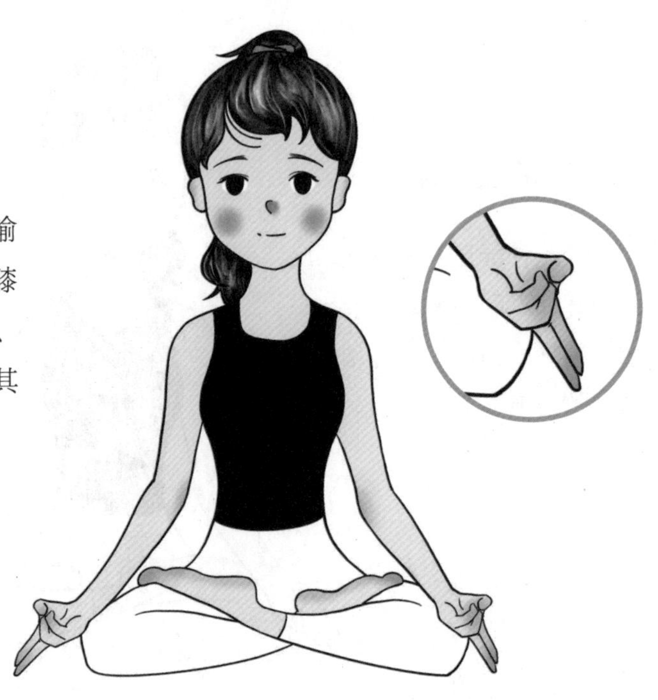

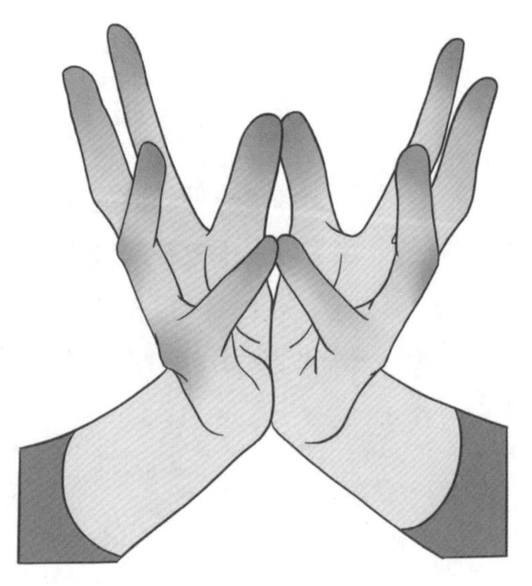

9. 莲花手印

选择一种舒适的瑜伽坐姿坐好，双手于胸前合掌后，将掌根、拇指、小指三点连接，其余六指自然分开，宛若盛开的一朵莲花。

10. 大象神手印

选择一种舒适的瑜伽坐姿坐好，双手放于胸前，一正一反，呈半握拳状态相扣。注意两手臂抬起呈一直线，与心脏位置齐平。

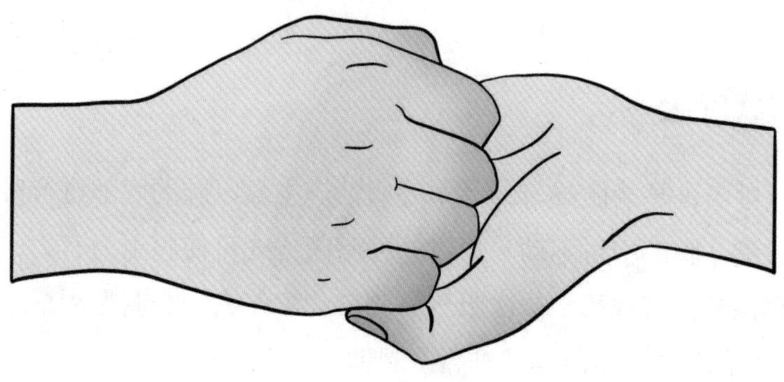

九、瑜伽呼吸分类及练习要领

呼吸法在瑜伽练习中十分重要，是瑜伽的灵魂，沟通着身体和自然。瑜伽中的呼吸过程称作调息，主要指通过各种不同的呼吸方法有效地按摩内脏。

整个呼吸法的练习过程中基本都是盘腿坐姿。有效的瑜伽呼吸练习可以促进心脏血液循环，安抚不良情绪，放松身体和愉悦心灵。

瑜伽呼吸主要分为腹式呼吸、胸式呼吸和完全式呼吸三种。

1. 腹式呼吸

又叫膈呼吸，是瑜伽练习的基本呼吸法。主要以肺的底部进行呼吸，感觉腹部在鼓缩，胸部相对不动。通过这种呼吸方式可使膈更为有力，让呼吸的周期变得深长，有规律。一次吸气、呼气和屏气为一个调息周期。腹式呼吸法对消减腹部脂肪、锻炼腹肌非常有帮助。

练习要领

初级练习者可采取仰卧练习，把手掌放在肚脐中心体会腹部的收缩和扩张。也可采取莲花坐、半莲花坐或简易坐姿，挺直腰背，将手放在腹部练习腹式呼吸。

先用鼻子缓慢吸气，将空气吸向腹部，腹部逐渐变高，可感受到膈下降。然后用嘴慢慢地吐长气，收缩腹部肌肉，膈上升，将空气排出肺部。

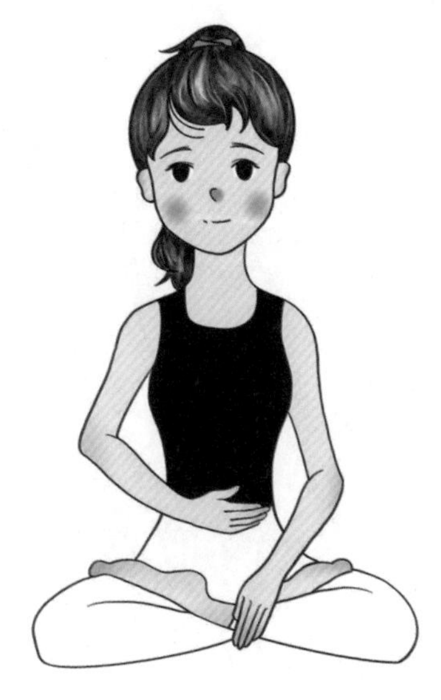

2. 胸式呼吸

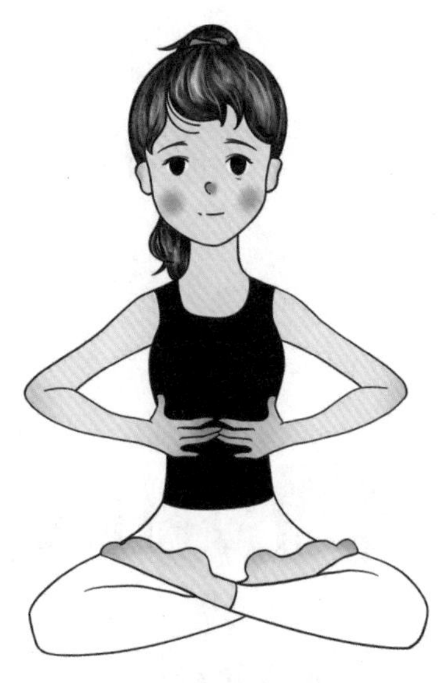

以肺的中上部分进行呼吸，感觉胸部、肋骨在起伏鼓缩，腹部相对不动。胸式呼吸是我们日常的呼吸方法，可以稳定情绪，平衡心态，清醒头脑，帮助排出废气。

练习要领

盘腿坐，脊背挺直，双手置于肋骨处。闭嘴，用鼻子自然地吸气，双手感觉肋骨向外扩张并向上提升，腹部不动。然后再深长地呼气，把肺内浊气排出体外，感受到肋骨向内收并向下沉。

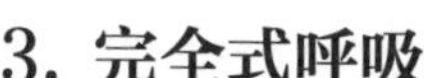

3. 完全式呼吸

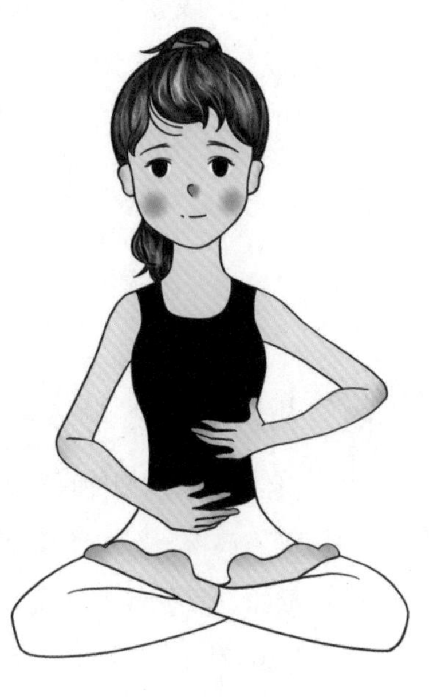

指肺的上、中、下三部分都参与呼吸的运动。腹部、胸部乃至感觉全身都在起伏张缩。完全式呼吸是瑜伽调息课练习的基础，也是在腹式呼吸和胸式呼吸基础上提升的一种呼吸方式。完全式呼吸使呼吸空气的量扩大 3 倍，血液流动更快，心跳更强劲，缓解内脏压力。

练习要领

可以一手放在腹部，一手放在肋骨上。吸气，腹部鼓起，继续深吸气填满整个胸腔，提肩，感觉空气提到喉咙里。呼气，先放松肩胸部，然后放松腹部，收紧腹肌，把气吐尽，温和地收缩肺部。

十、瑜伽几大经典热身动作

在正式练习瑜伽体位之前，通过基础热身动作可以舒筋活血，柔软身体，激活能量，更好地进入瑜伽状态，也能降低瑜伽练习过程中肌肉拉伤的概率。

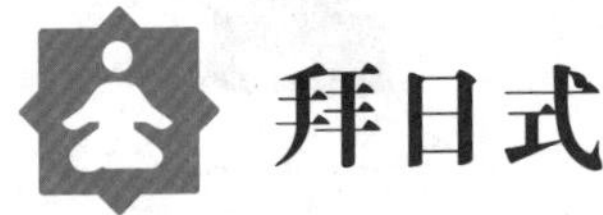

拜日式

体式介绍：

拜日式，又称太阳致敬式，是瑜伽体位练习的初级入门方法，由十二个姿势组成，一般用于热身，舒展身体，平和内心。拜日十二式，据说是古印度人为感激太阳赐予人类光明和能量而创造的十二个姿势。

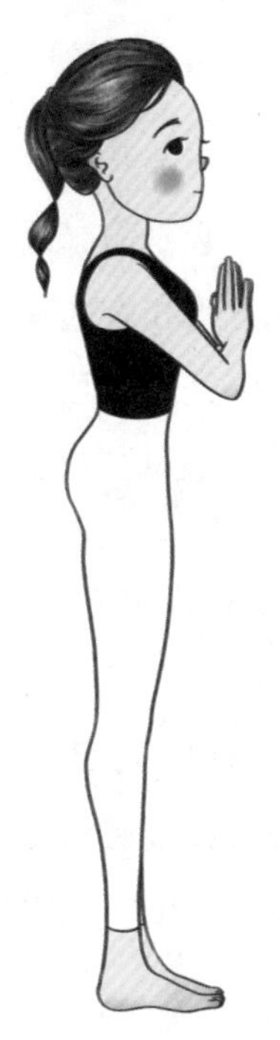

1 祈祷式：

自然站立，双腿伸直并拢，腰背挺直，双肩放松，双手于胸前合十，拇指相扣，目视前方。自然呼吸，保持5~10秒。

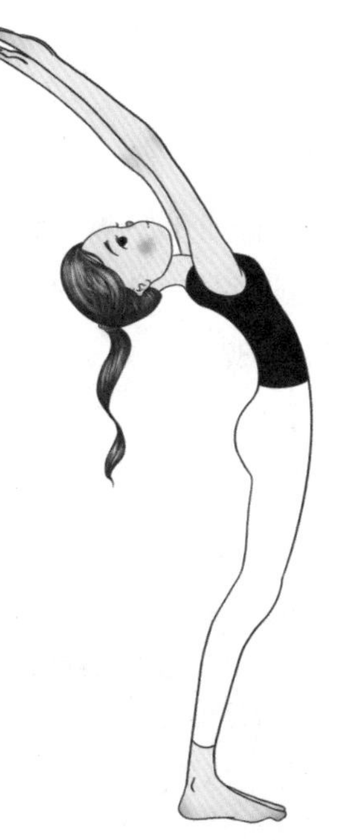

2 展臂式：

吸气，伸直双臂上举过头顶，边呼气边带动脊柱向后缓慢弯曲到极限位置，双腿依然绷直。保持 5~10 秒。

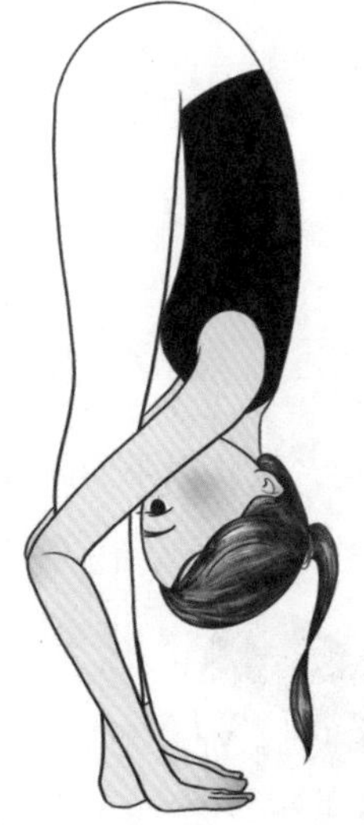

3 前屈式：

吸气，上身回正，深呼气，双手臂带动身体向前弯曲，背部挺直，双手放于双脚两侧，双掌尽量去触碰地面，脸部靠近小腿处。保持 5~10 秒。

4 骑马式：

吸气，上身抬起，然后屈膝，右脚向后踏出一大步，右膝盖以下小腿、脚背全部贴地，左小腿保持与地面垂直。呼气，脊柱向后弯曲，挺胸，双手在身体两侧尽量用指尖去触碰地面。保持 5~10 秒。

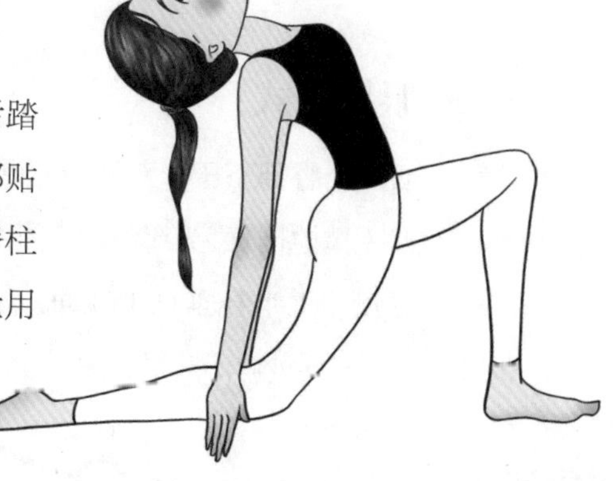

5 斜板式：

吸气，身体前倾，双手臂与肩同宽放于两侧，呼气，左脚向后回收与右脚并拢，两手撑起身体，头颈、背部、臀部、腿部呈一条直线，身体呈斜板状。保持 10~30 秒。

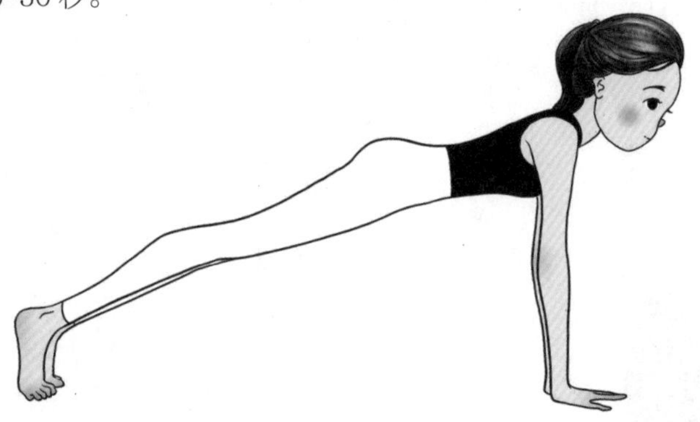

6 蛇击式：

呼气，慢慢弯曲手肘，背部、胸部向前向下压，塌腰，双膝以下、胸部、下巴都贴地，保持 5~10 秒。

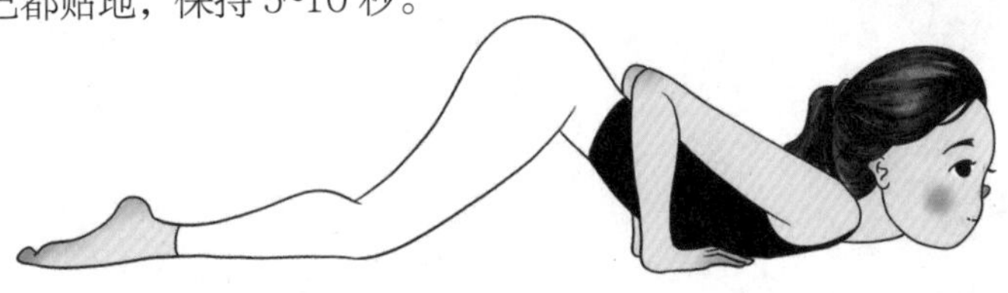

7 眼镜蛇式：

吸气，臀部下压，双腿伸直贴在地面上 ，两手撑地挺直,头部带动上半身向上伸展，尽量使上半身垂直于地面，不要耸肩。保持 5~10 秒。

8 顶峰式：

吸气，双脚贴地打开与肩同宽，臀部抬起，伸直膝盖，肩背向下压，尾骨转向天空的方向，尽量将额头和双脚脚后跟着地。保持 5~10 秒。

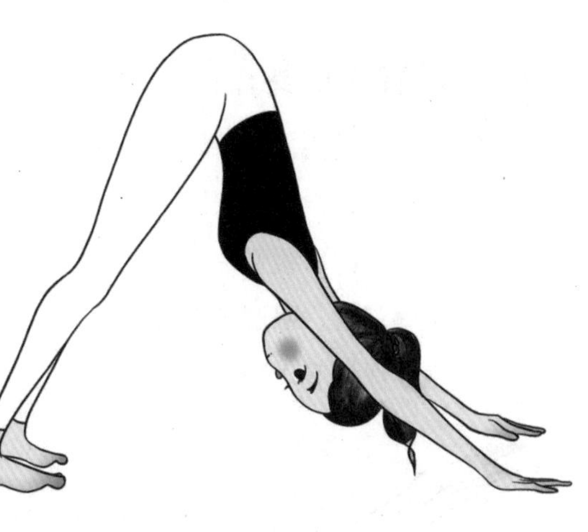

9 骑马式重复：

吸气，抬头，右腿向前迈一大步，右小腿与地面垂直。左腿向后，膝盖以下贴地，呼气，胯部下沉，脊柱向后弯曲，挺胸，双手在身体两侧尽量用指尖去触碰地面。保持 5~10 秒。

10 前屈式重复：

深呼气，双手臂带动身体向前弯曲，背部挺直，双手放于双脚两侧，双掌尽量去触碰地面，脸部靠近小腿。保持 5~10 秒。

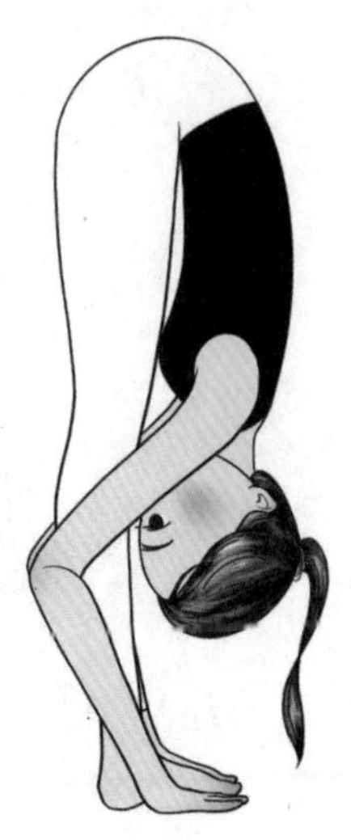

11 展臂式重复：

吸气，抬头，双臂伸直举过头顶，边呼气边带动脊柱向后缓慢弯曲到极限位置，双腿依然绷直。保持 5~10 秒。

12 祈祷式重复：

吸气，手臂向前带动上身恢复正中体位，边呼气边将双手合十放回胸前，拇指相扣。腰背挺直，双肩放松，手肘不要下垂，目视前方，自然呼吸，保持 10~30 秒。

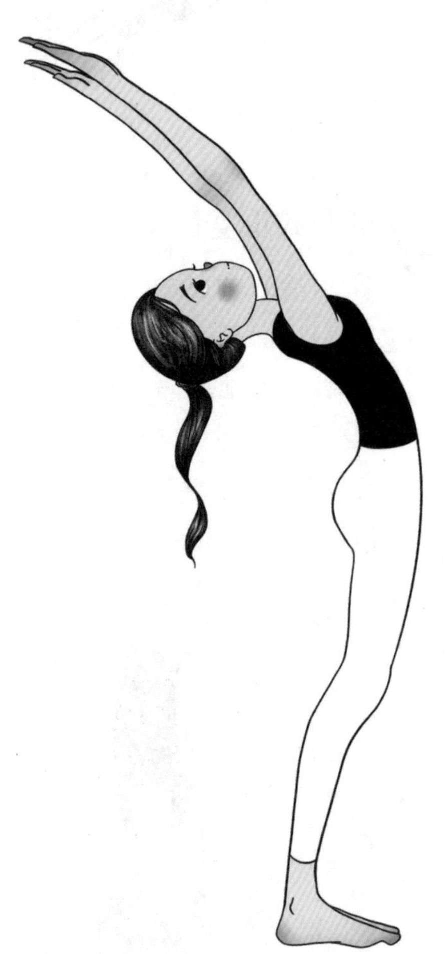

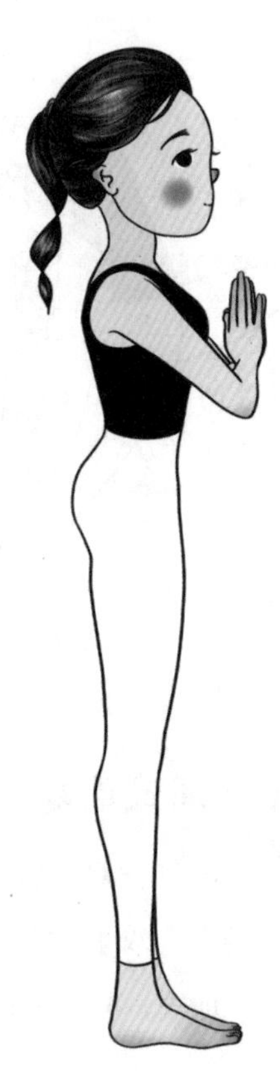

呼吸要点：

自然、平稳、深长地呼吸，感受全身的拉伸和激活，体会内心的安宁。

体式功效：

- 激活四肢神经与肌肉，强化四肢力量，加强身体平衡。
- 柔软脊柱，加强脊神经供血，让脊神经焕发活力。
- 挤压脏腑，理顺肠胃，促进全身血液循环和身体排毒。
- 舒展全身，唤醒精力，使人感到精神愉悦。

注意事项

涉及腿部练习部分，重复练习时可以换另一侧腿，平衡腿部力量。初级拜日式属于热身动作，因此每个体式幅度以自己能承受为度，不必勉强，感到身体舒展开来即可。

颈部练习

体式介绍：

颈部环绕姿势属于瑜伽颈部热身基础动作，如头部向左右前后转动，感受对侧肌肉的拉伸，既简单又能很好地活动颈部关节。

1 选择一个舒适的盘坐姿势，如莲花坐式，吸气，腰背挺直，肩部放松，双手自然放在两膝盖上。

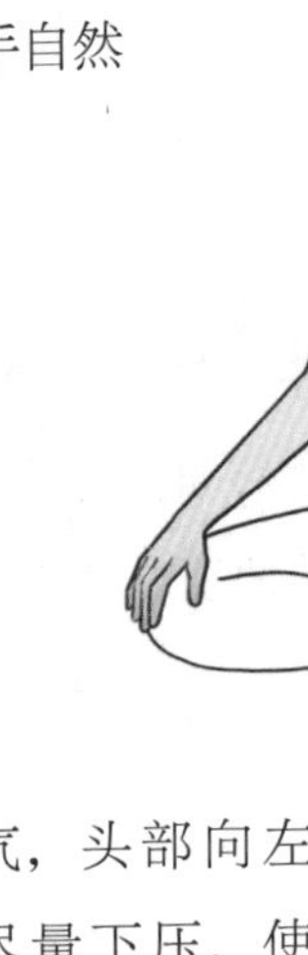

2 呼气，头部向左侧尽量下压，使颈部右侧肌肉得到充分伸展。保持 10~30 秒。

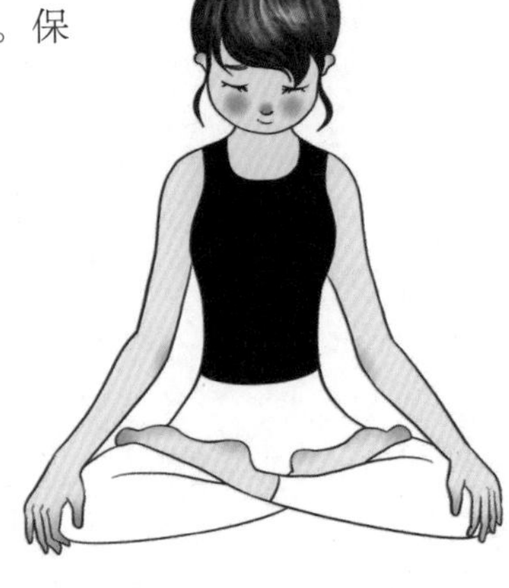

3 吸气，头部回到正中位置。呼气，头尽量向下方压，感觉颈后侧肌肉的充分拉伸。保持 10~30 秒。

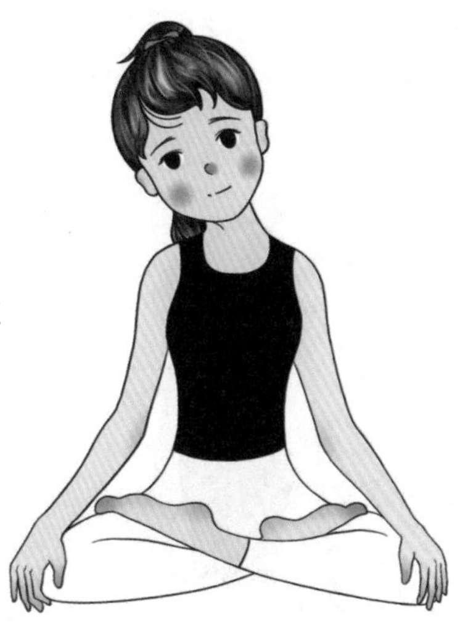

4 吸气，头部回到正中位置。呼气，头向右侧压，感受颈部左侧肌肉的充分拉伸。保持10~30 秒。

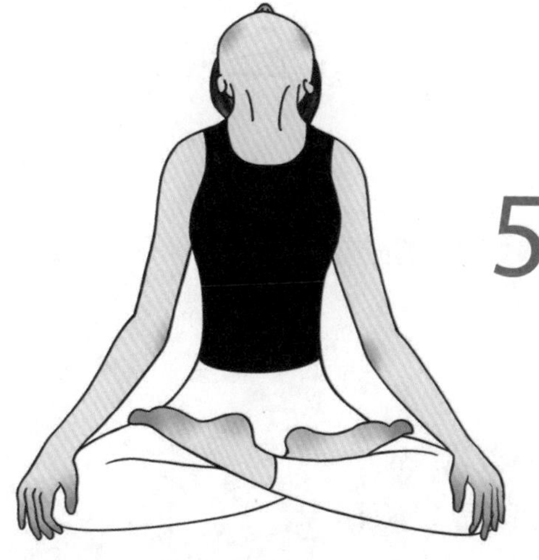

5 吸气，头部回到正中位置，腰背挺直。呼气，头向后仰，感觉后脑勺在靠近脊椎，舒展颈部前方的肌肉。保持10~30 秒。

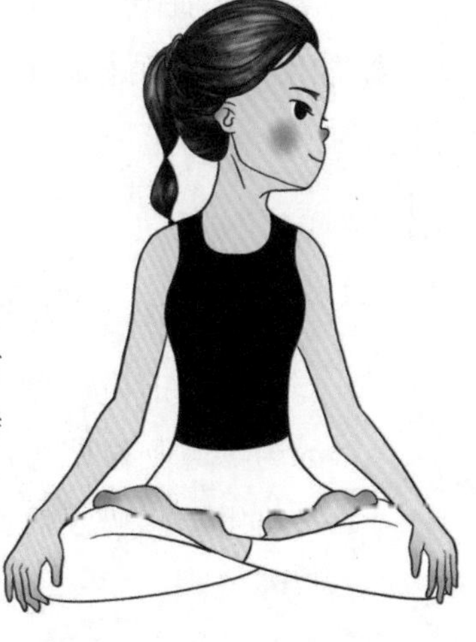

6 吸气，头部回到正中位置。呼气，头部向左后转，眼睛看向左后方。保持10~30 秒。

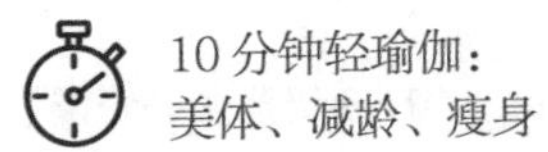

7 吸气，头部回到正中位置，呼气，头向右后转，眼睛看向右后方。保持 10~30 秒。

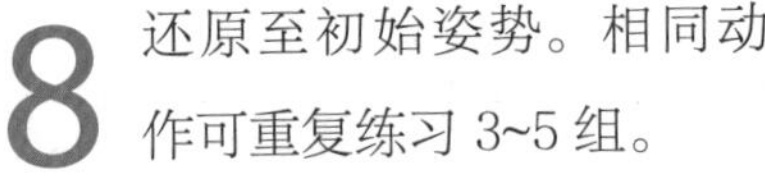

8 还原至初始姿势。相同动作可重复练习 3~5 组。

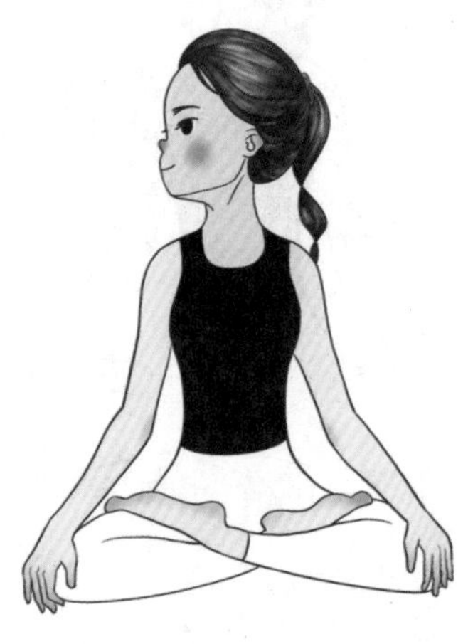

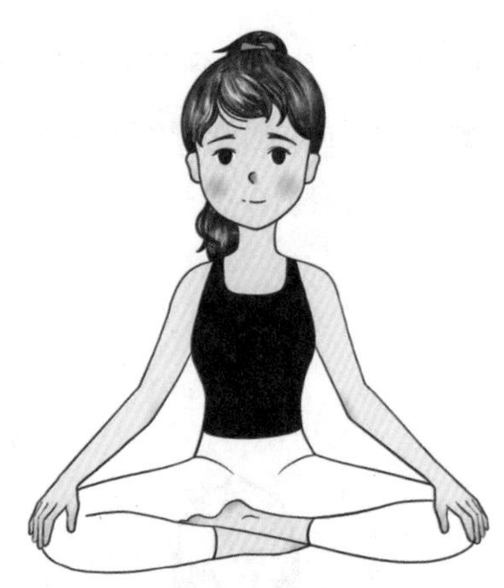

呼吸要点：

自然呼吸，呼吸与动作协调即可，感受颈椎的充分舒展。

体式功效：

- 活动颈部肌肉，消除颈椎疲劳，缓解颈椎病。
- 加快头颈部血液循环，有助于缓解紧张、头痛。

注意事项

练习时，背部始终挺直，不要耸肩。颈部旋转顺序可以左右前后，也可以左前右后，也可以左后右前，只要四周练习到位即可。该体式可用于瑜伽前热身动作练习，也可用于缓解劳累引起的颈椎酸痛等问题。

膝部练习

体式介绍：

腿部热身动作，灵活膝盖和脚踝，消除腿部的紧张感。

1 正坐，腰背挺直，双腿伸直并拢，双臂自然垂于体侧，掌心贴地，目视前方。

2 屈左膝，双手于膝窝下交叉，将左腿抬离地面，脚面绷直，自然呼吸。

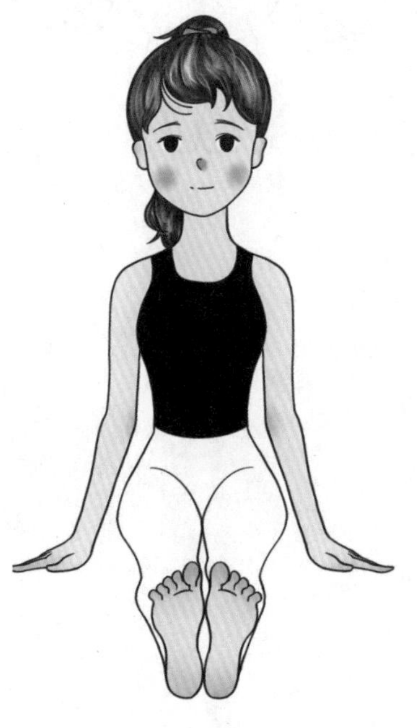

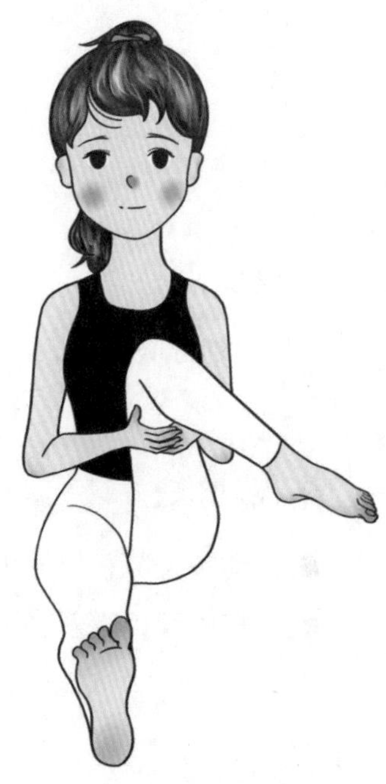

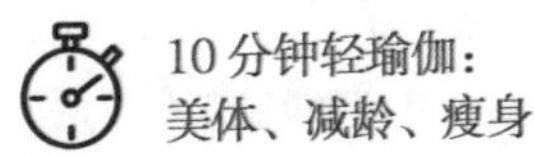

3 上下抬放左小腿数次。

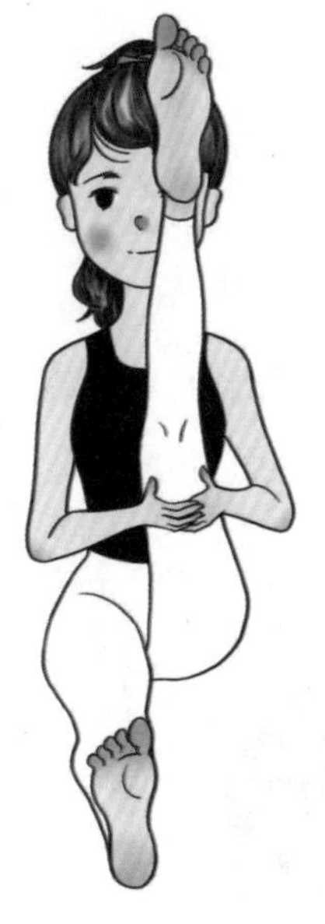

4 腿部回正，再分别以顺时针、逆时针旋转小腿数圈。

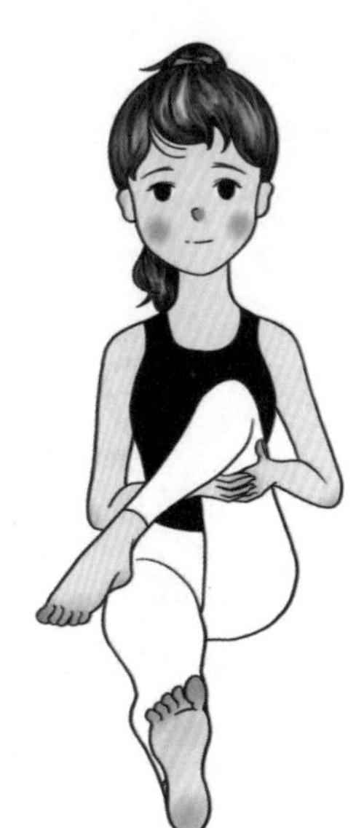

5 还原至初始姿势，换另一侧腿练习。重复 5~6 组。

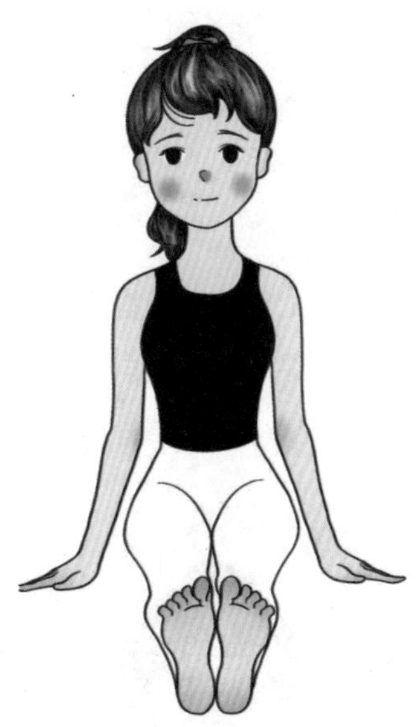

呼吸要点：

保持自然呼吸即可，感受小腿部的柔韧。

体式功效：

- 活动膝关节，拉伸小腿下侧韧带。
- 柔韧脚踝，缓解小腿抽筋，促进腿部血液循环。

注意事项

练习时，背部挺直，上下摆动时小腿的肌肉放松。

扭脊式

体式介绍：

属于简易的脊椎扭动热身动作，能活动脊椎和背部肌群。

1 长坐，腰背挺直，双腿伸直并拢，双臂自然垂于体侧，掌心贴地，目视前方。

2 吸气，双臂保持不动，右脚跨过左膝平放在地上。

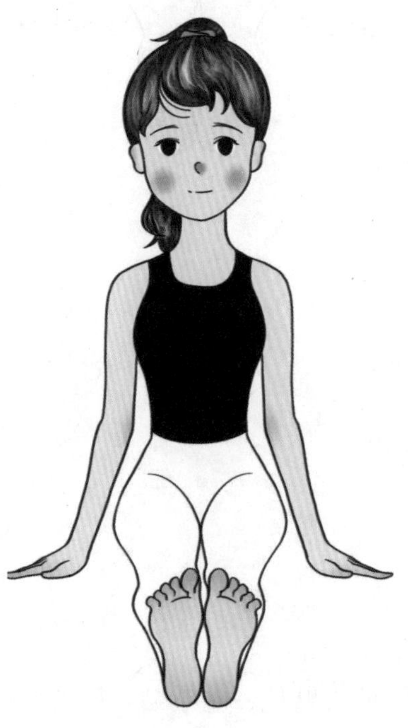

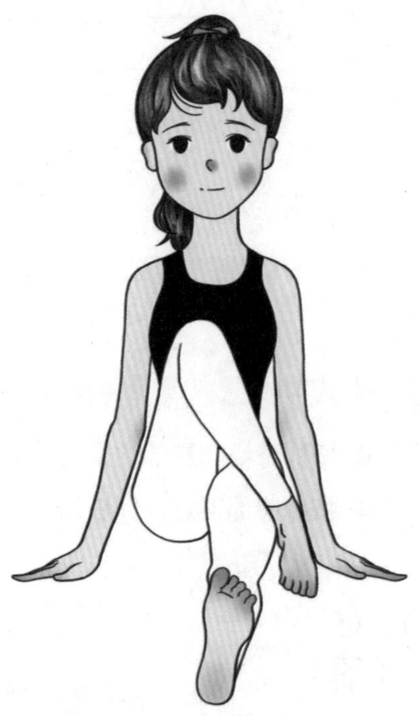

3 呼气，左手掌打开，贴放在右大腿外侧。吸气，挺直腰背。呼气，身体向右后侧扭转，右肩向后打开，头转向右后侧，保持10~30秒。

4 身体回正，换另一侧练习。重复3~5组。

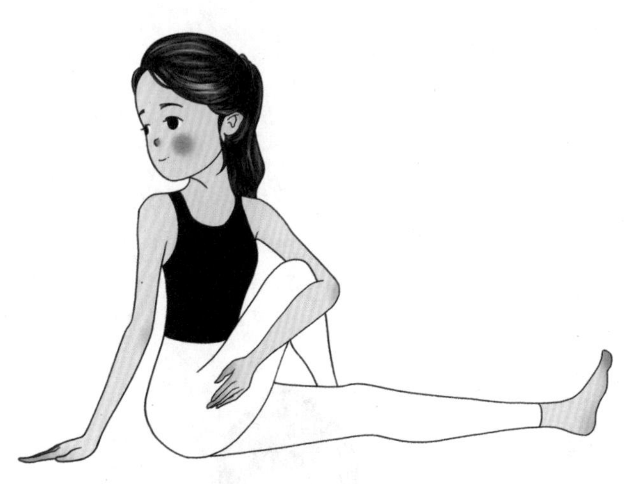

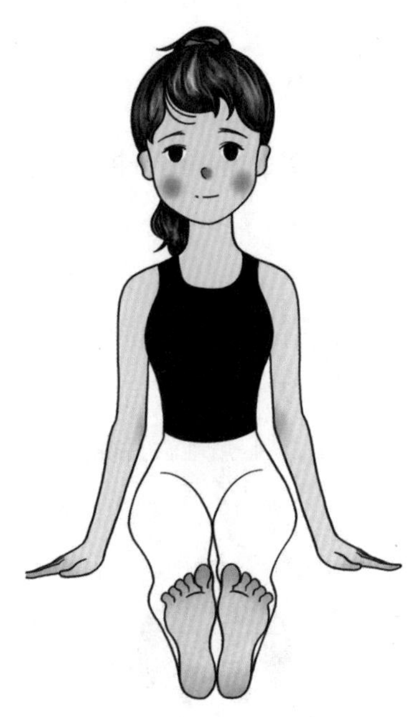

呼吸要点：

扭转身体时呼气，感受脊背的紧张。

体式功效：

- 增加脊椎和髋部的柔韧性，缓解轻度的背痛。
- 按摩腹部器官，促进消化。

注意事项

保持腰部挺直，不要弯曲。右手伸直贴地，左手贴在右大腿上且靠近臀部。左腿紧贴地面，膝盖绷直。

半脊柱扭转式

体式介绍：

又称简化扭脊式，是在扭脊式的基础上，加上一个屈膝盘腿的动作，能纠正脊椎，活动腿部。

1 正坐，腰背挺直，双腿伸直并拢，双臂自然垂于体侧，掌心贴地，目视前方。

2 吸气，双臂保持不动，右脚跨过左膝平放在地上。

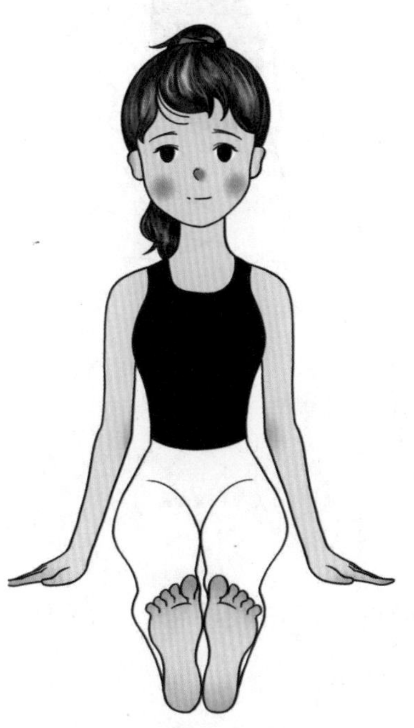

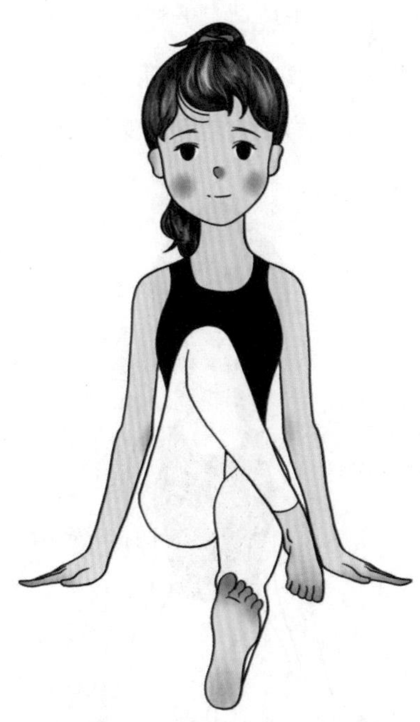

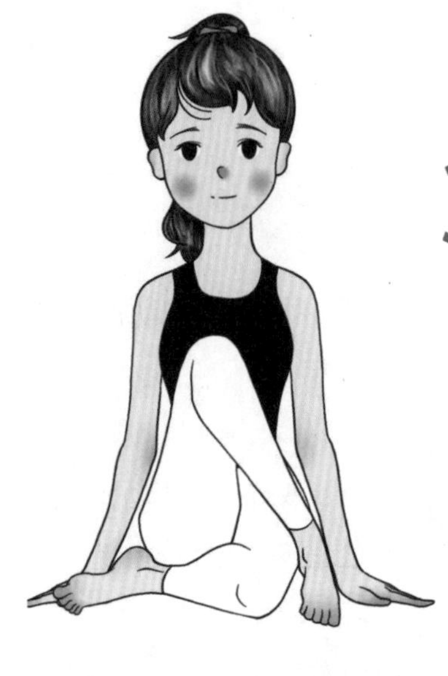

3 呼气，将左脚脚后跟收至臀处。

4 左手放在右大腿外侧，吸气，挺直腰背。呼气，身体向右后侧扭转，右肩向后打开，头转向右后侧，保持 10~30 秒。

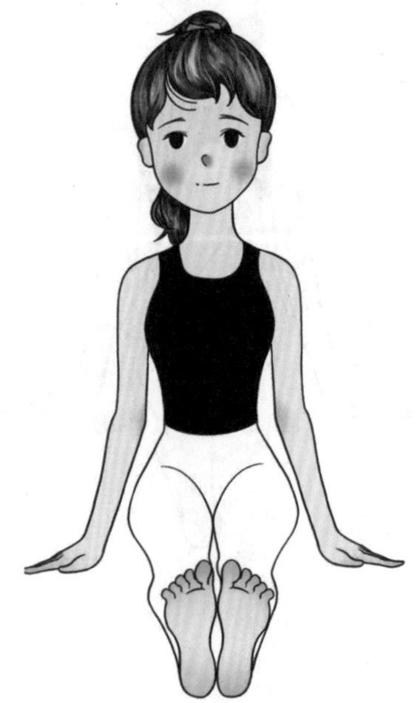

5 身体回正，换另一侧练习。重复 3~5 组。

呼吸要点：

扭转身体时呼气，感受背脊的紧张和腹部肌肉的伸展。

体式功效：

- 增加髋部、脊椎的柔韧性，缓解轻度背痛。
- 按摩腹部器官，促进消化。
- 灵活腿部，伸展手臂。

注意事项

保持腰部挺直，不要弯曲。右手伸直贴地，左手贴在右大腿上且靠近臀部。左膝盖贴地，脚跟靠近右臀。呼气时，可增加身体扭转的幅度。

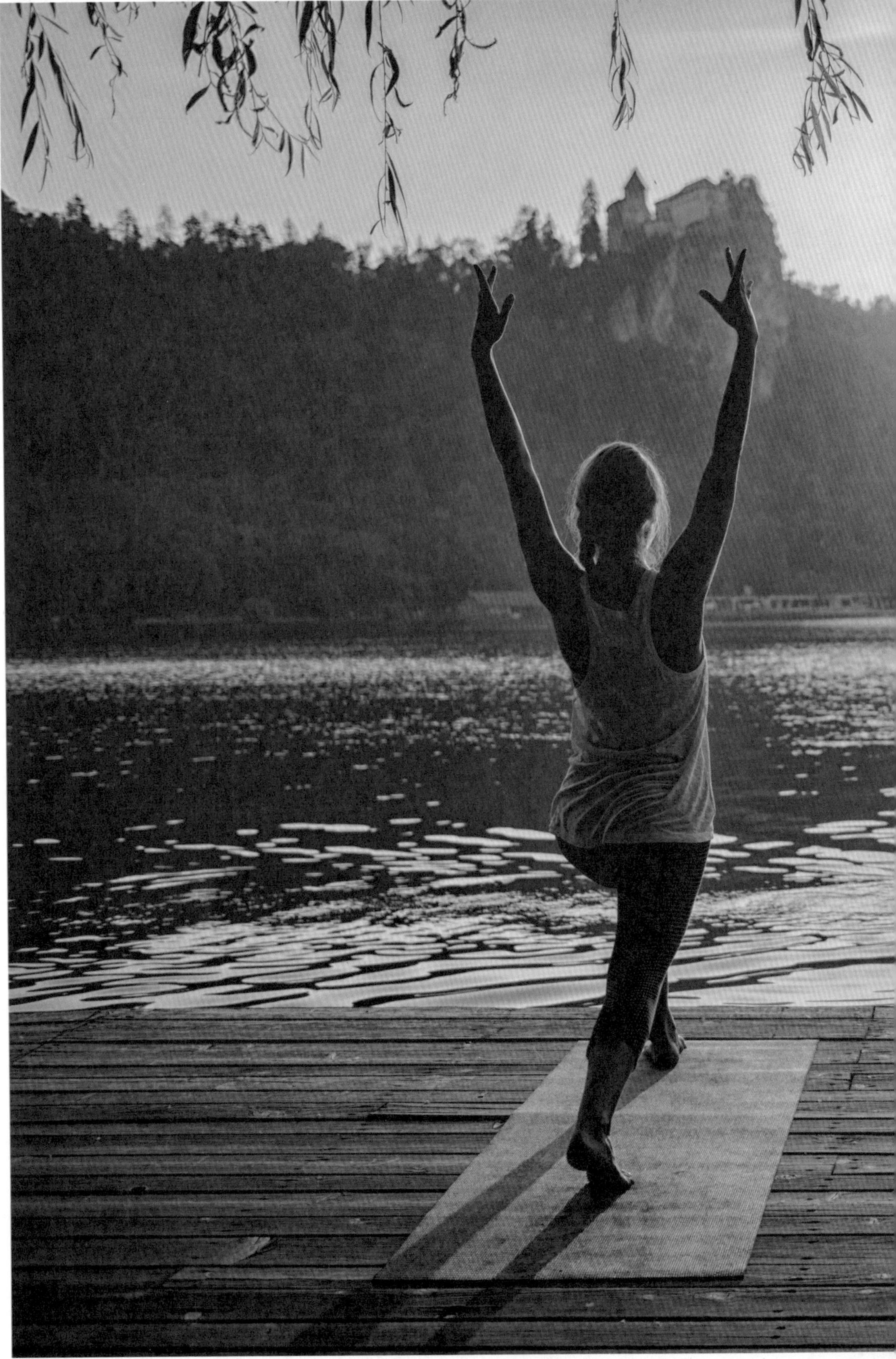

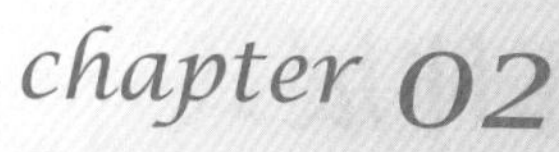

初级瑜伽体位塑形

作为一种新兴的减脂瘦身运动，日常瑜伽健身既不挑专业的运动场所和器材，也不需投入巨额课时费找专业瑜伽教练。本章从坐姿、站姿、跪姿、蹲姿、俯卧、仰卧等方面详细讲解了初级瑜伽体位练习法，坚持每天练习 10 分钟即可达到燃烧脂肪、塑造体型、提升气质、滋养皮肤、缓解焦虑的神奇功效。

一、瑜伽坐姿体位

单腿背部伸展式
——伸展背部，拉伸腿部，保养腹部

体式介绍：

这个动作中，整个上半身会向一侧伸展。保持俯身的姿势，集中注意力，感觉身体从腰部向前向下伸展，腹部被柔和地按摩和挤压，且腿部在拉伸。

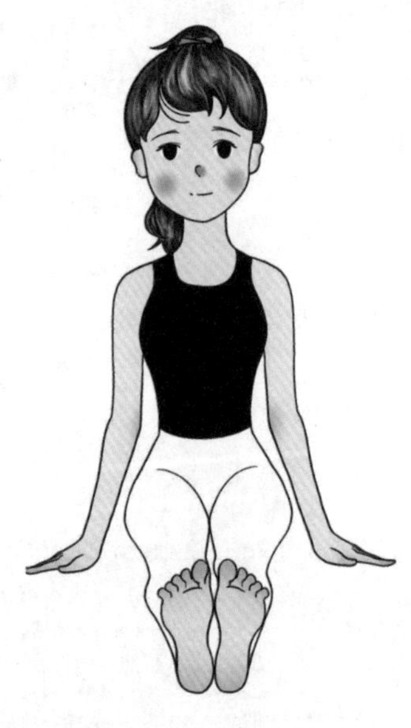

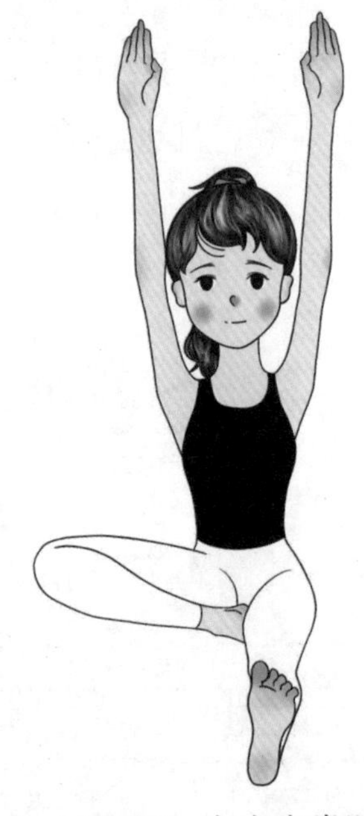

1 正坐，腰背挺直，双腿伸直并拢，双手放于臀部两侧，掌心贴地，指尖朝外。

2 屈右膝，右脚脚掌贴在左大腿内侧，膝关节自然向外展开。吸气，双臂向上伸展过头顶。

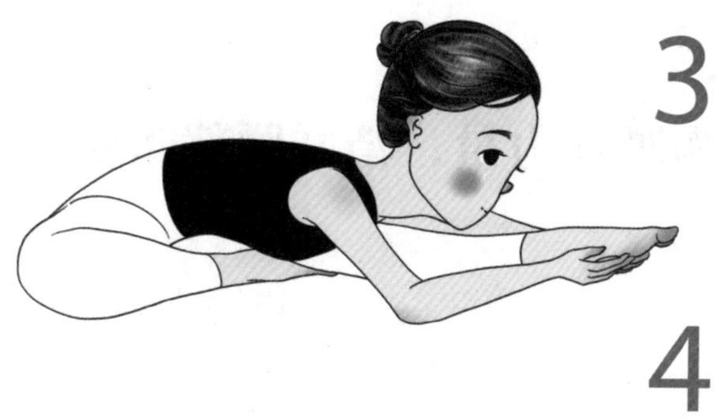

3 呼气，俯身，双手抓左脚脚掌，稍屈肘，拉动身体贴近左腿。脚面绷直，颈部放松。保持10~30 秒。

4 身体还原，换另一边练习。重复 5~6 组。

呼吸要点：

举起手臂时吸气，俯身时呼气，动作保持时呼吸要深长均匀。保持背部的伸展，充分体会腿部拉伸的感觉。

体式功效：

- 伸展背部，滋养背部脊椎神经。
- 拉伸髋部和腿后肌腱，促进骨盆区域血液循环。
- 保养腹部脏器，调理肝脾肾，滋养生殖器官，改善消化系统。
- 缓解压力、头疼和焦虑，有助于预防以及减轻前列腺肿大。

注意事项

练习时，背部保持平直，避免向后弓起，脚面绷直，充分拉伸。身体正对地面，避免出现倾斜。如果不能做到双手握脚掌，让双手自然贴地伸展即可。练习者在练习时容易将背部拱起，在俯身时让他人用手按压你的背部，能帮助你更好地完成练习。

盘坐伸展式
——拉伸颈胸腰部力量，消减腰部脂肪

体式介绍：

莲花坐体式盘坐，身体力量放在骨盆部分，左侧手臂向右侧用力伸展、下压，另一侧做相同动作。

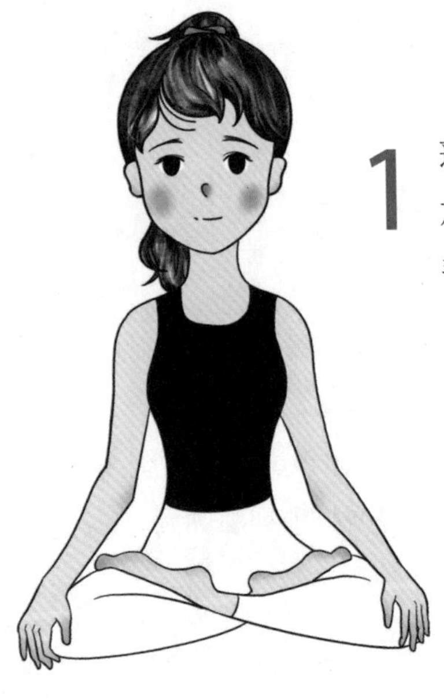

1 莲花坐体式盘坐，肩部放松，双手自然垂立，手掌置于两膝。

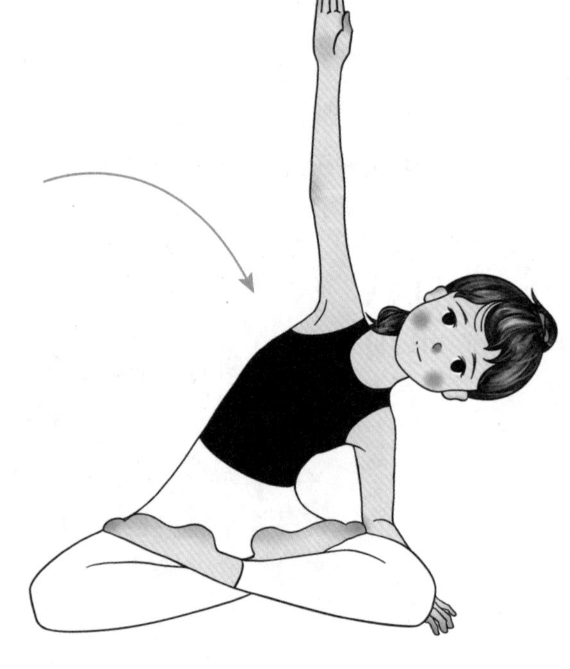

2 上身向左侧弯曲，左手臂肘部落地，放在臀部外侧的地上，与地面垂直。吸气，右手臂向上缓慢伸展。目视前方。

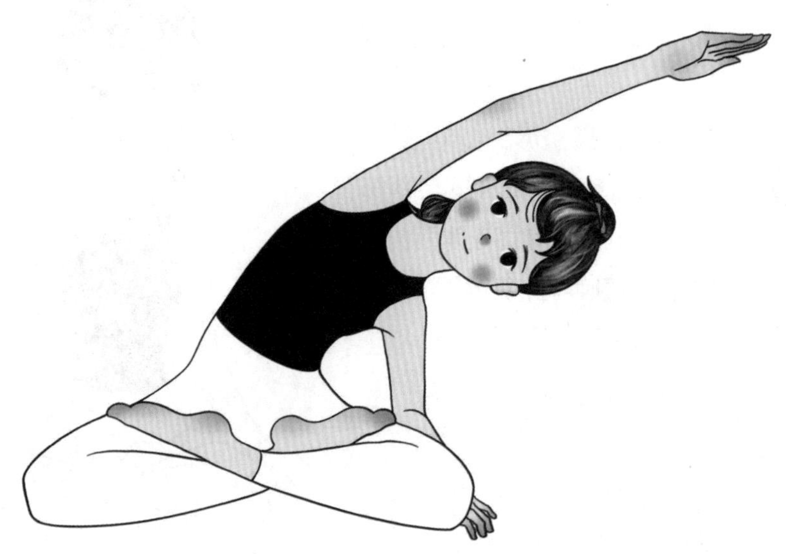

3 缓慢呼气，右侧手臂及上身向左侧下压，目视正前方。肩部向后打开，上身向后倾斜，臀部不离地面。下压动作保持约 30 秒。

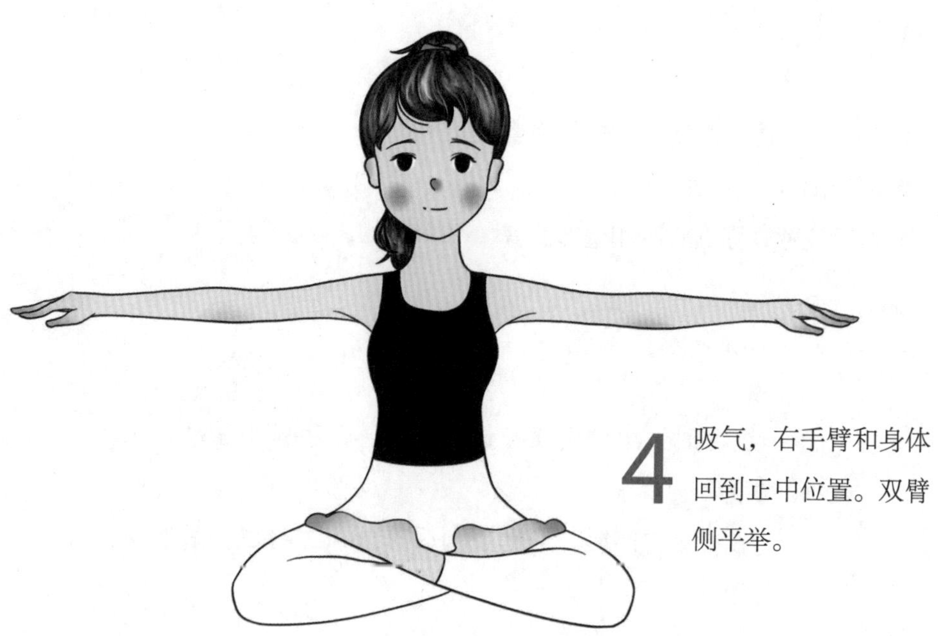

4 吸气，右手臂和身体回到正中位置。双臂侧平举。

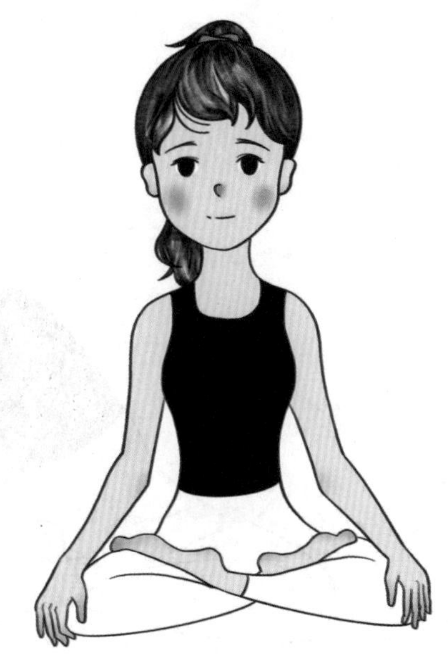

5 呼气，身体还原初始姿态。另一侧练习相同动作。此体式全部练习完毕后，双臂垂立身体两侧，双腿并拢向前伸直，缓解压迫感。

呼吸要点：

手臂向上伸展时吸气，身体向侧面下压时呼气，双臂打开时吸气，还原时再呼气。可感受腰侧肌肉以及手臂的伸展力量。

体式功效：

- 加强颈、胸、腰两侧肌肉的力量。
- 消减侧腰、双臂的脂肪。
- 消除疲劳，强健心脏和腹部器官。

注意事项

练习时如感到侧腰拉伸时有痛感，手臂下压动作可减缓或停止。

做下压动作时，肩部要向后打开，上身也向后倾斜，注意臀部不离地面。

肩部环绕式
——扩展胸部，拉伸背部，缓解肩关节酸痛

体式介绍：

肩部环绕式，就是双手指腹放在双肩上，以肩为圆心，手臂围绕着肩膀画圈。

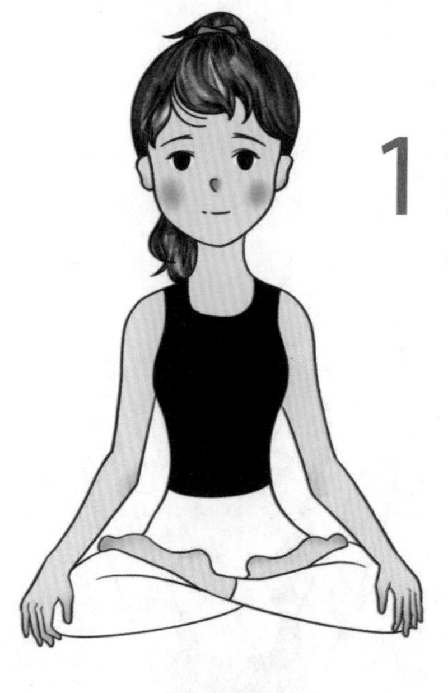

1 可选择一个舒适的盘坐姿势坐好，如莲花盘坐式，双手自然搭放在两侧膝盖上。

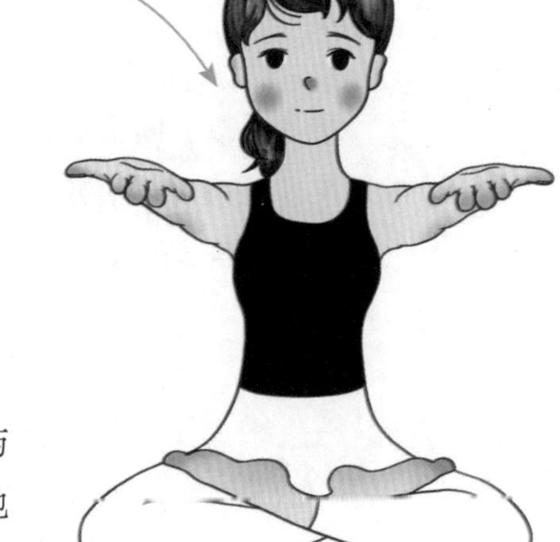

2 吸气，双臂向前伸直，与肩同宽，于掌向上，与地面平行。

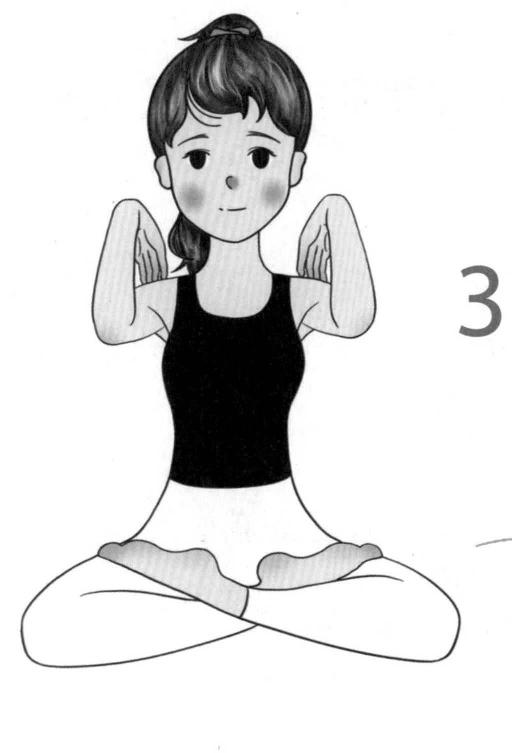

3 呼气，双肘弯曲，双大臂与地面平行，双手指尖自然搭放在肩头。

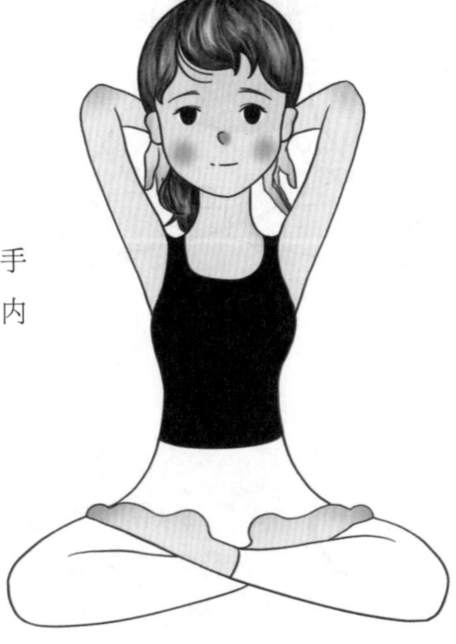

4 吸气，双肘向上抬起，双手手背在颈后部相触，大臂内侧朝向身体前方。

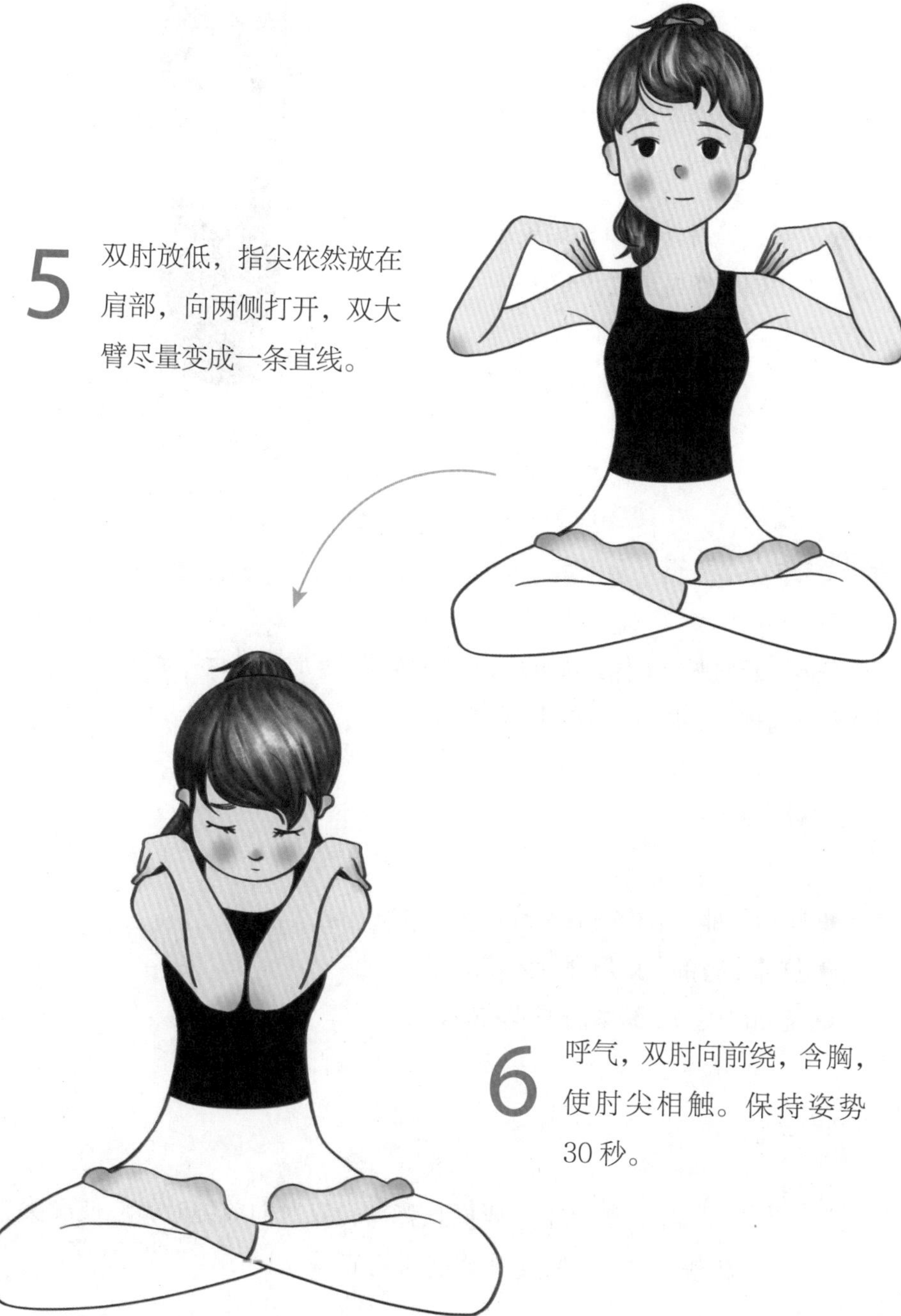

5 双肘放低，指尖依然放在肩部，向两侧打开，双大臂尽量变成一条直线。

6 呼气，双肘向前绕，含胸，使肘尖相触。保持姿势30秒。

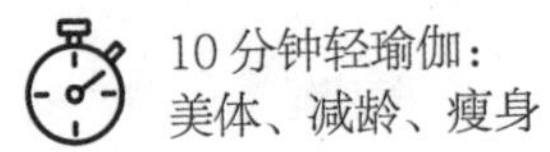

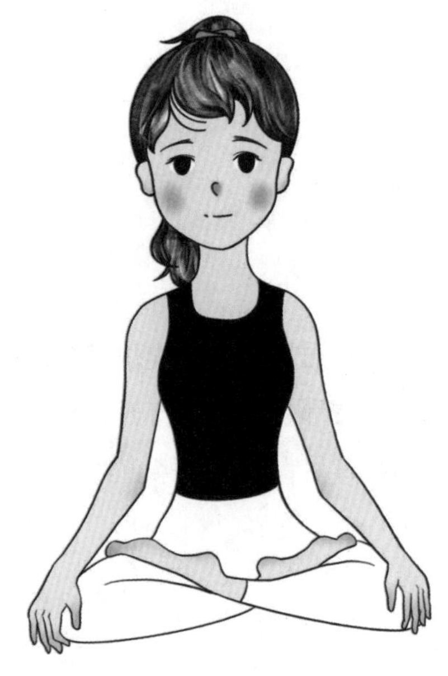

7 吸气，身体还原初始姿态。
相同动作可重复 3~5 次。

呼吸要点：

身体回正时吸气，保持动作中自然呼吸即可。肩部进行环绕时，可感受到肩关节、肩胛骨的扩展拉伸。

体式功效：

- 扩展胸部，放松两肩关节。
- 拉伸上背部，如肩胛骨区域。
- 活动肘关节，缓解肩关节酸痛。

注意事项

体式练习中，要挺直背部，双肘向前绕时，应使肘尖相触，可最大程度地舒展肩关节。

船式
——加强大腿，背部肌肉力量，收紧臀部

体式介绍：

该体式完成动作后像一条船，通过臀部来保持平衡，使身体成“V”字形，锻炼身体的平衡性。

1 正坐位，腰背挺直，双手搭垂放于臀部两侧，指尖触地，双腿伸直并拢。

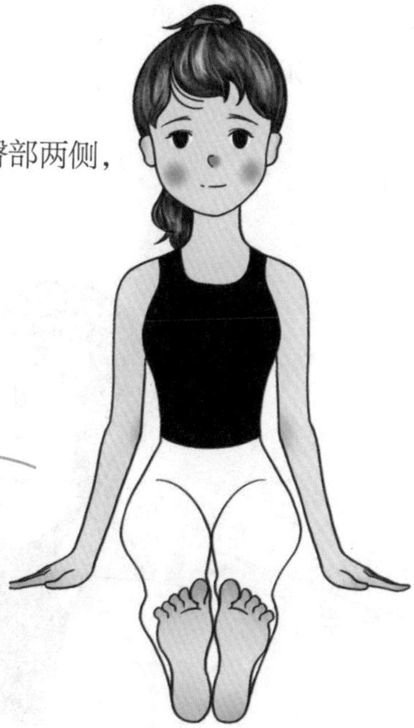

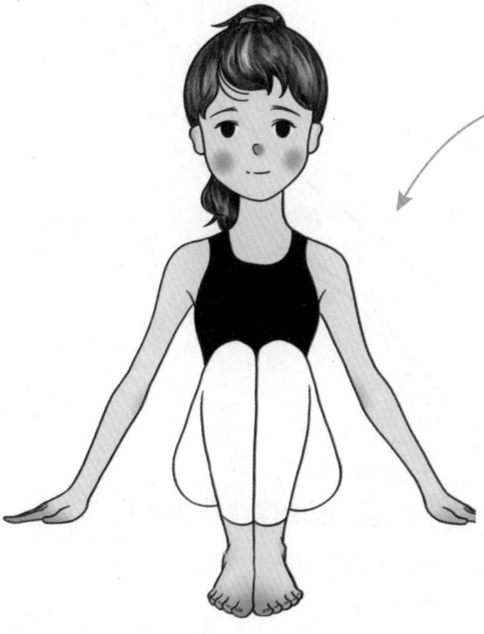

2 吸气，脚掌贴地，双膝弯曲，大腿尽量往腹部收拢。

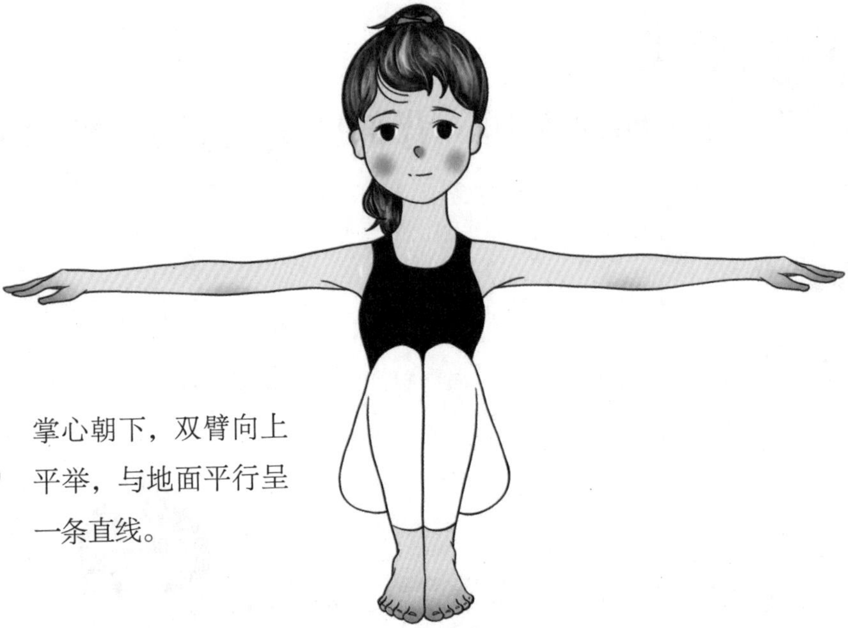

3 掌心朝下，双臂向上平举，与地面平行呈一条直线。

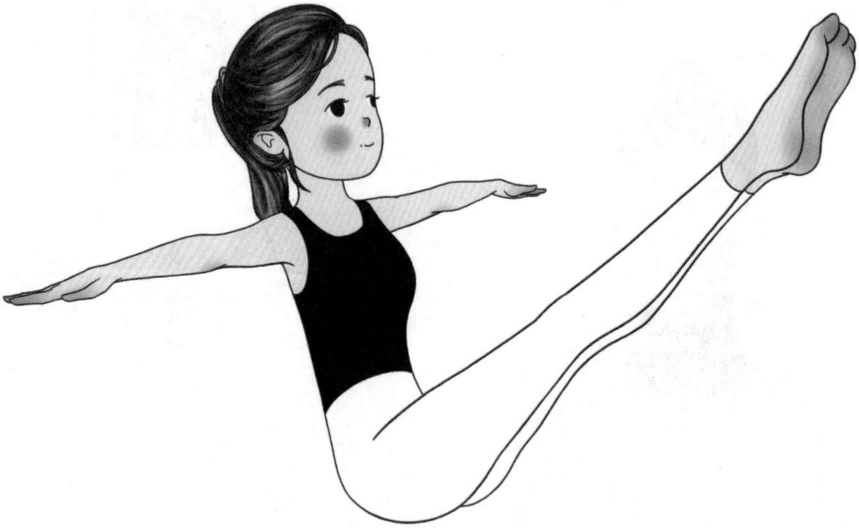

4 双腿用力抬离地面，尽量与地面成60°角，依然保持并拢伸直，脚尖绷直。身体力量集中于后背和臀部，维持平衡10~30秒。

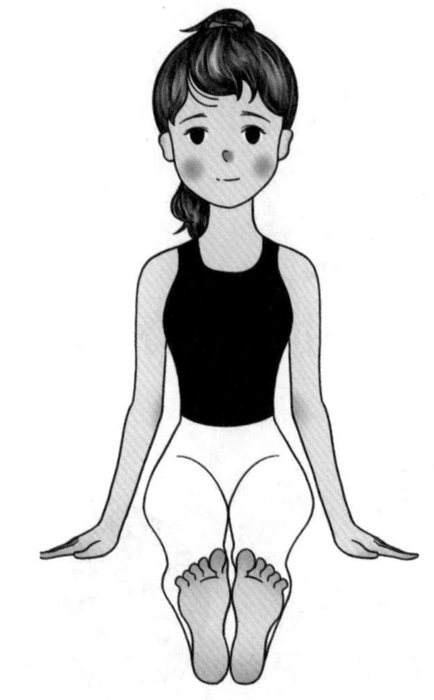

5 呼气，身体还原至初始姿势，重复 3~5 组。

呼吸要点：

双膝并拢上提时吸气，身体还原时呼气。注意力集中在后背和臀部，感受腰腹部的力量。

体式功效：

- 加强大腿、背部、手臂肌肉力量，收紧臀部。
- 灵活骨盆关节，促进盆腔的血液循环，按摩腹部器官。
- 增强肺活量，消除腰部多余脂肪。

注意事项

练习时，保持腰背挺直，往上拉伸脊椎，双腿绷直，用臀部力量去控制身体平衡。如果完成难度大，双腿可以不用抬那么高。

二、瑜伽站姿体位

树式
——拉伸背脊，锻炼腿部和脚踝肌肉力量

体式介绍：

顾名思义，此体式练习时有点像一棵树。全身力量可落在脚上，手臂如树枝般向天空拉伸生长。

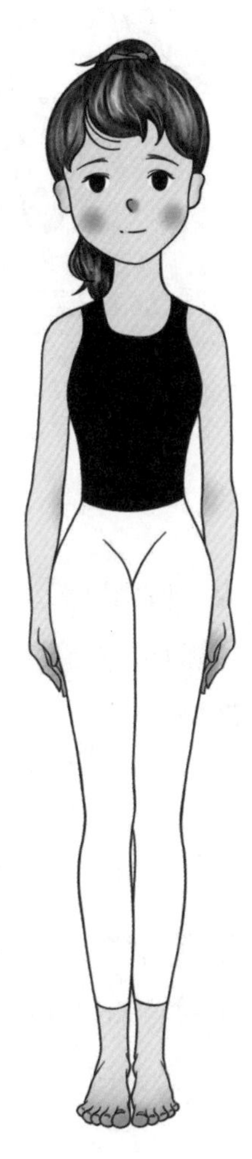

1 站立，双腿伸直并拢，双臂自然垂于体侧，目视正前方。

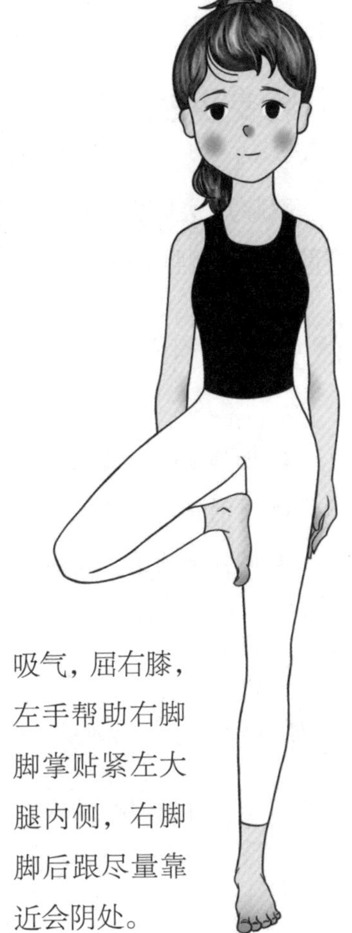

2 吸气，屈右膝，左手帮助右脚脚掌贴紧左大腿内侧，右脚脚后跟尽量靠近会阴处。

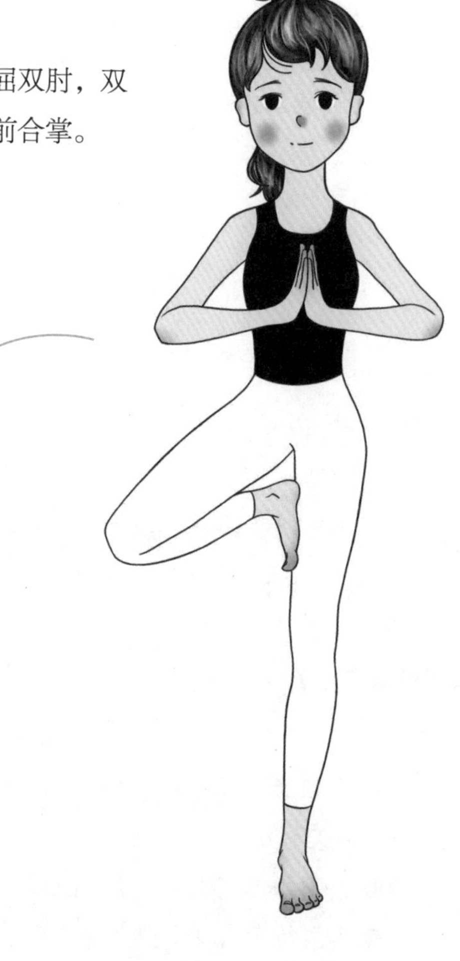

3 呼气，屈双肘，双手在胸前合掌。

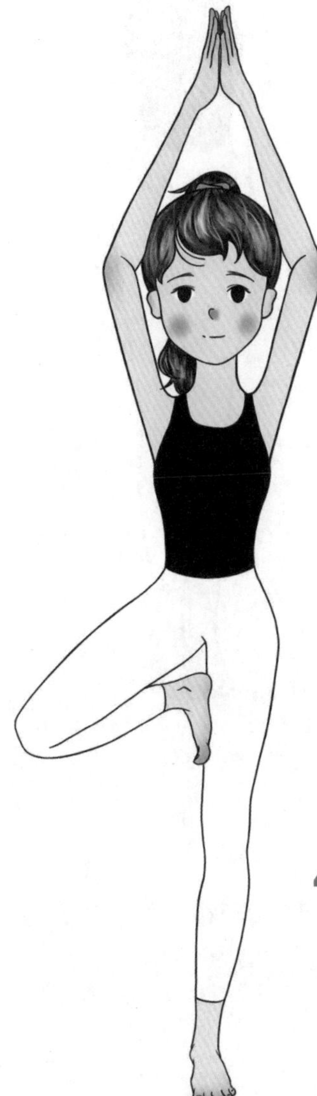

4 吸气，双臂向上方伸直，高举过头顶，肘部不要弯曲，双手依然合掌相对，腰部挺直，目视正前方，尽量保持姿势 10~20 秒。

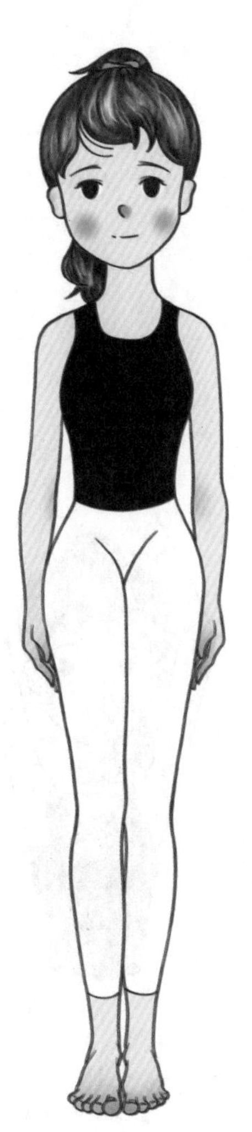

5 身体还原初始姿态，换另一侧练习。重复3~5组。

呼吸要点：

练习中，保持稳定自然呼吸。眼睛看向正前方，集中在某一点上，有利于保持身体平衡。

体式功效：

- 加强腿部、脚踝肌肉力量锻炼，有利于胳膊、背脊、肩关节等活动及伸展。
- 练习身体平衡性，集中注意力，舒缓情绪。
- 伸展练习有利于塑造身体线条。

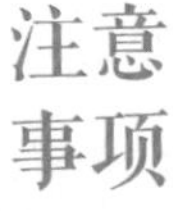

注意事项

练习时尽量保持身体平衡，注意呼吸顺畅。如果实在重心不稳，无法保持平衡，可让家人帮助扶住后腰与膝盖。

幻椅式
——强壮双腿，伸展脊椎，紧致臀部

体式介绍：

该体式仿佛坐在一把椅子上，可强健双腿、扩展胸部、锻炼身体的平衡性。

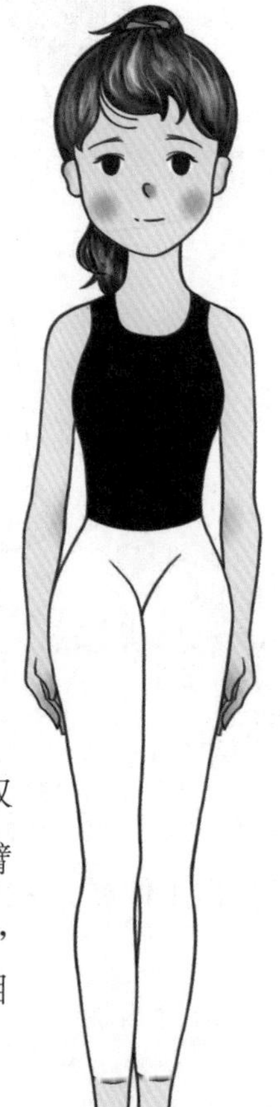

1 自然站立，双脚并拢，双臂自然垂于体侧，腰背挺直，目视前方。

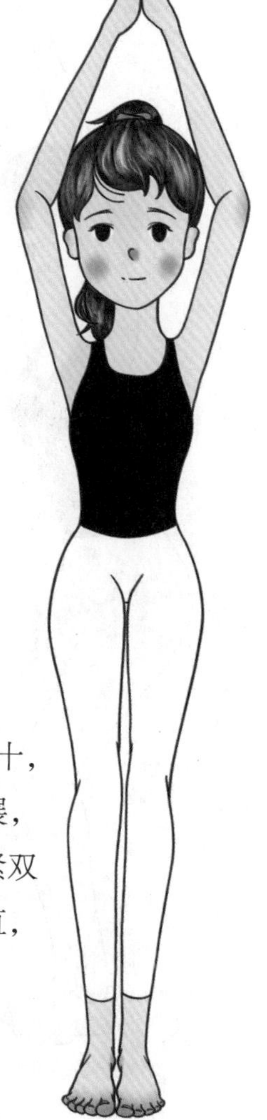

2 吸气，双手合十，双臂向上伸展，大臂尽量夹紧双耳，腰背挺直，目视前方。

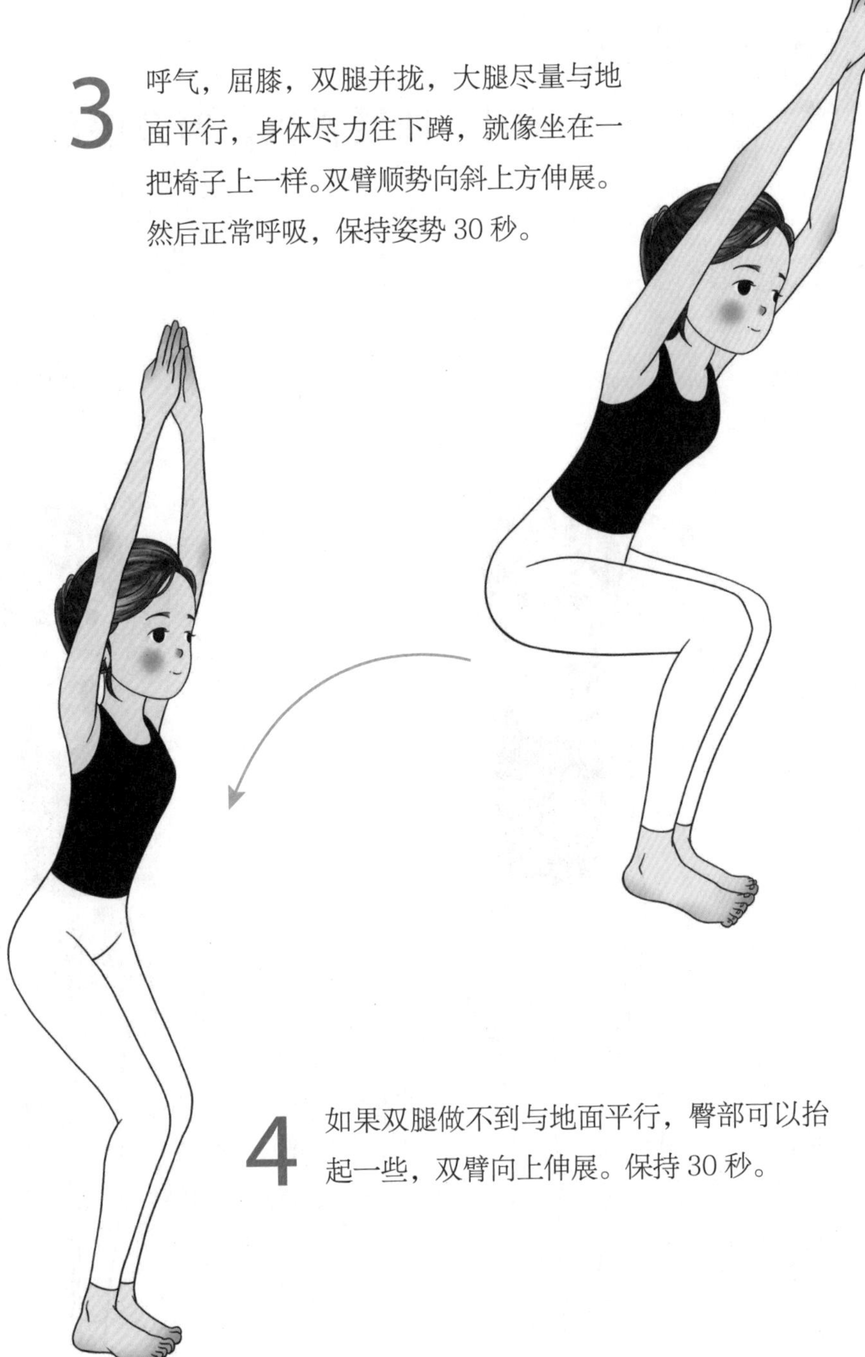

3 呼气，屈膝，双腿并拢，大腿尽量与地面平行，身体尽力往下蹲，就像坐在一把椅子上一样。双臂顺势向斜上方伸展。然后正常呼吸，保持姿势 30 秒。

4 如果双腿做不到与地面平行，臀部可以抬起一些，双臂向上伸展。保持 30 秒。

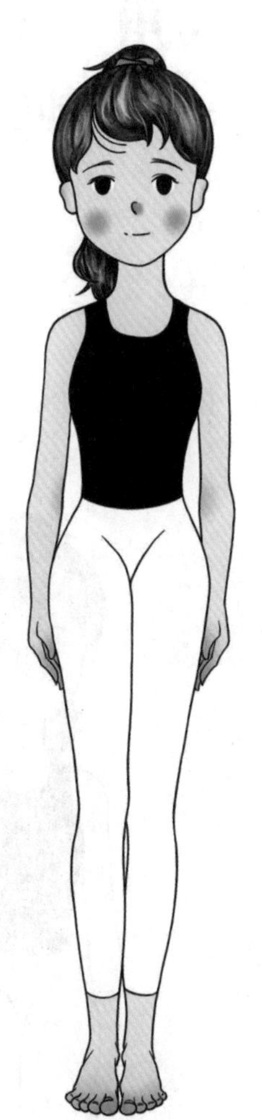

5 身体还原至初始姿势。
重复 3~5 组。

呼吸要点：

下蹲时呼气，力量集中在腰背的挺直以及臀部内收上。

体式功效：

- 伸展脊椎，防止驼背，增进体态平衡。
- 活动肩臂，消除肩臂酸痛、僵硬等不适。
- 扩展胸部，紧致臀部肌肉。

注意事项

练习时，手臂要伸直，肘部不要弯曲。下蹲时，双腿尽量并拢与地面平行，保持脊椎挺直，脚跟不离地。呼气同时，双肩向后打开。

双角一式
——拉伸肌肉，缓解颈肩背不适

体式介绍：

做这个体式时，头尽量向下，双臂往前伸展，使双臂得到充分的伸展。

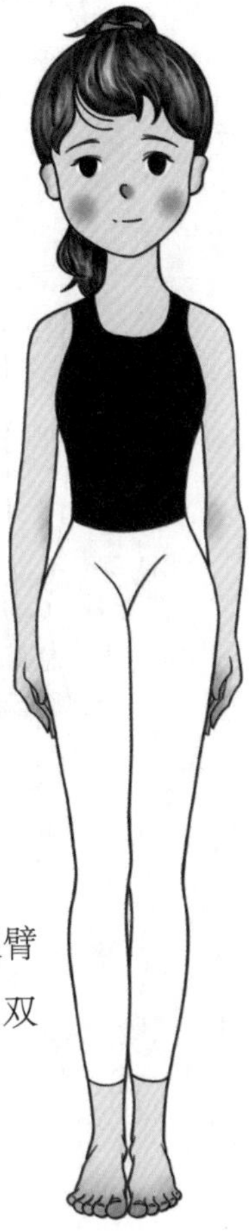

1 自然站立，双臂于两侧垂立，双腿伸直并拢。

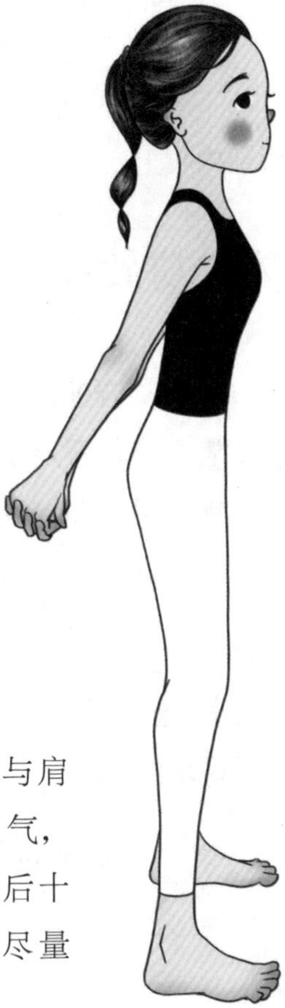

2 双脚分开与肩同宽，吸气，双手在背后十指相扣，尽量向后伸直。

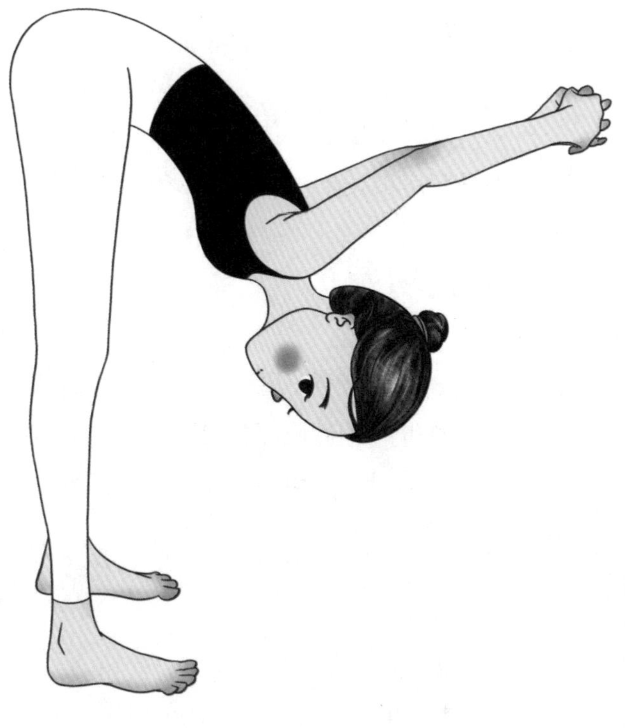

3 呼气，身体慢慢向前倾，头尽量向下压，面朝小腿外侧，目视双脚间地面。同时，双臂尽量伸直向前延伸，双手依然十指相扣。保持姿势 20~30 秒。

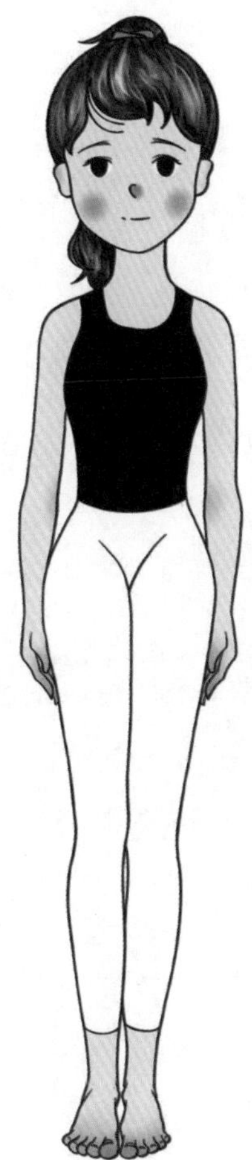

4 吸气，抬起头，缓慢起身，恢复初始站姿。

呼吸要点：

吸气，身体直立；呼气，身体前屈。力量主要在背脊的伸展、拉伸双肩和双臂，加速血液流向肩颈部。

体式功效：

- 拉伸背脊、臂肩、大腿外侧肌肉，缓解颈肩不适。
- 也可消减腹部赘肉，增强消化功能。
- 加速全身躯干、头部血液流动，促进循环。

注意事项

练习中，双腿应伸直，膝盖尽量不要弯曲。身体前倾下压时，头部尽量贴近两腿之间。重心在两腿外侧。

战士一式
——拉伸双臂，扩展胸部，强壮双腿

体式介绍：

战士式有三个不同的版本，这个体式是第一个版本，称为战士一式。该体式练习难度比较小。

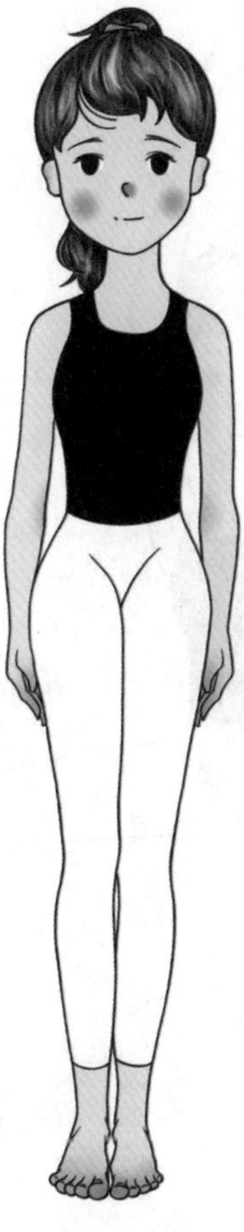

1 自然站立，双臂在两侧自然垂立，双腿伸直并拢。

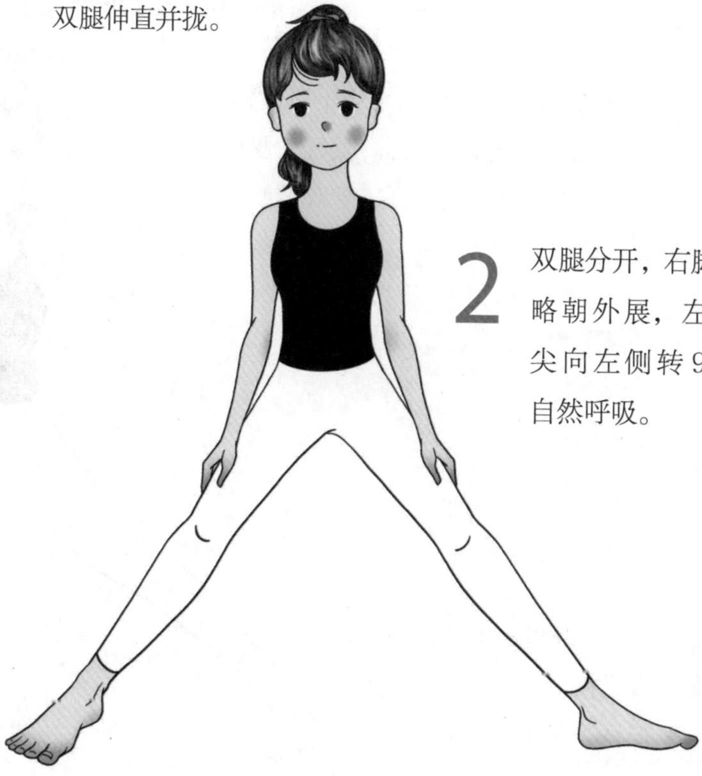

2 双腿分开，右脚脚尖略朝外展，左脚脚尖向左侧转 90°。自然呼吸。

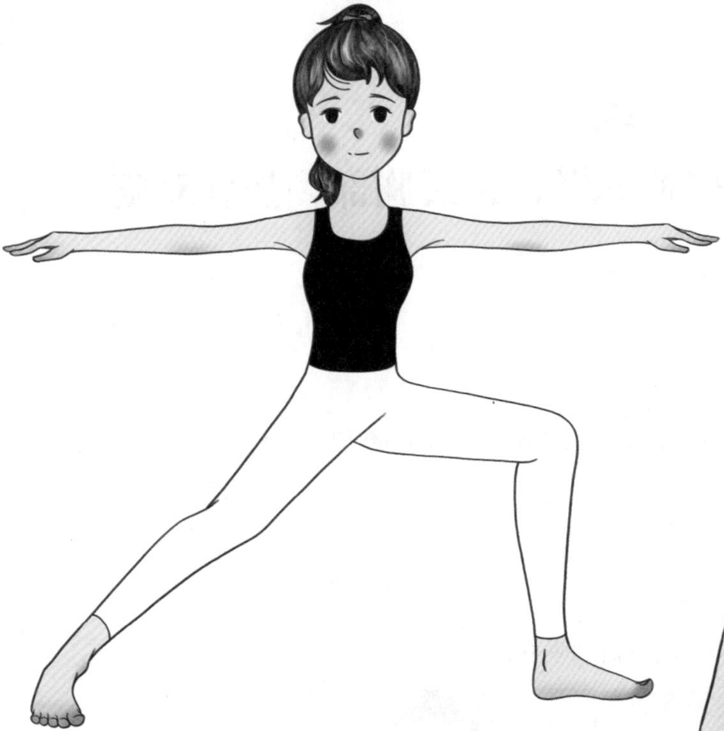

3 上身向下移，深蹲弓步，并向左侧平移，左小腿与地面垂直。吸气，双臂平举伸直，掌心朝下，感受双臂两侧无限延伸。

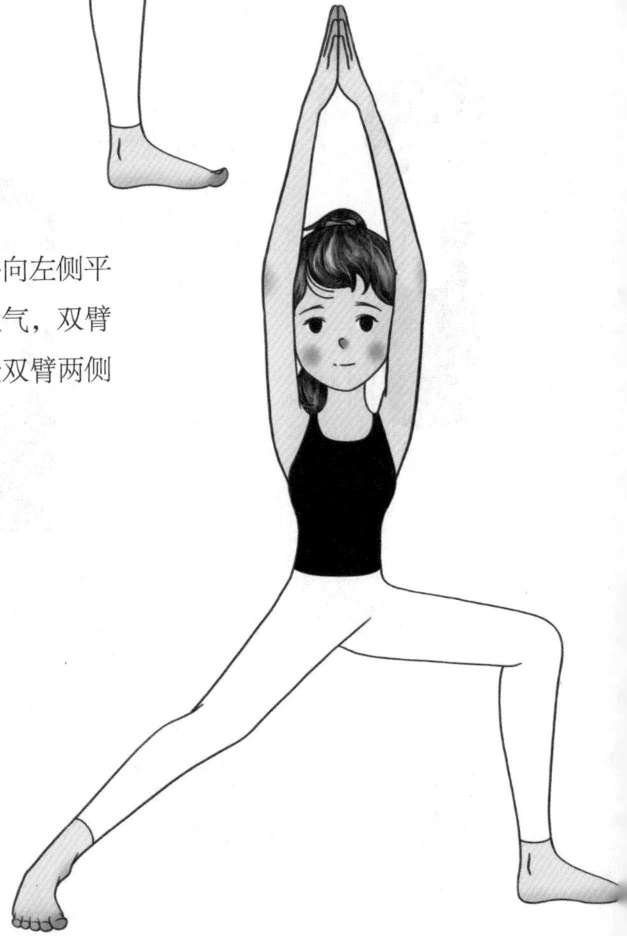

4 呼气，双臂向上伸直高举，双掌相对合十，拇指相扣。保持10~30秒。

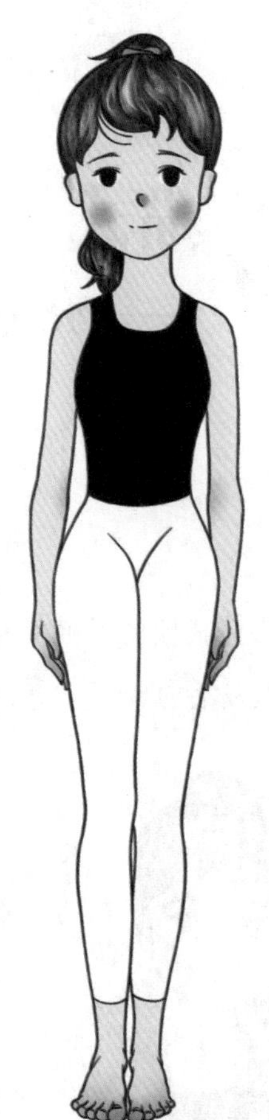

5 吸气，还原初始姿势，换另一侧练习。重复练习 5~6 组。

呼吸要点：

保持平稳而深长的呼吸，不要屏息。意识集中于背脊和双臂的向上伸展。

体式功效：

- 拉伸双臂，消减脂肪赘肉，塑造纤臂线条。
- 扩展胸部，改善呼吸系统。
- 强健双腿，尤其缓解小腿、大腿肌肉痉挛。
- 也可加强身体的平衡感，锻炼髋部活动。

注意事项

该体式练习中，双臂向上伸展时，感受到背脊向上的充分拉伸，膝盖弯曲的幅度不要小于 90°。膝盖有伤者谨慎练习。

三、瑜伽跪姿体位

猫式
——充分伸展脊椎，促进血液循环

体式介绍：

该体式模仿了猫伸懒腰的动作，伸展肩颈和脊椎，放松身体、愉悦精神，让身体散发活力。

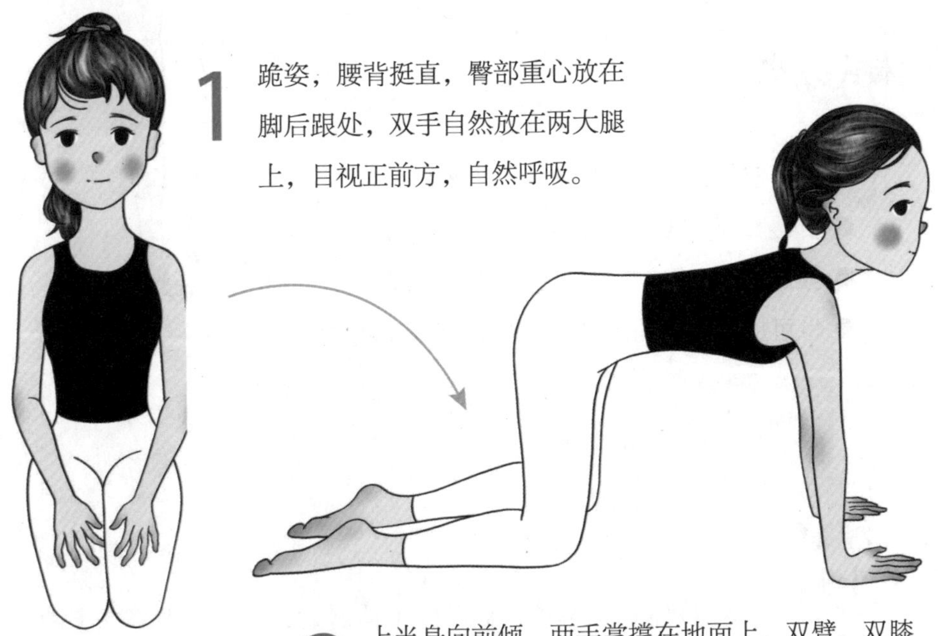

1 跪姿，腰背挺直，臀部重心放在脚后跟处，双手自然放在两大腿上，目视正前方，自然呼吸。

2 上半身向前倾，两手掌撑在地面上，双臂、双膝分开同肩宽，且与地面垂直，背部与地面平行，整个身体呈四脚板凳状跪立姿态。

3 吸气，抬头、挺胸、提臀、塌腰，双眼尽量向上看。保持姿势 10~30 秒。

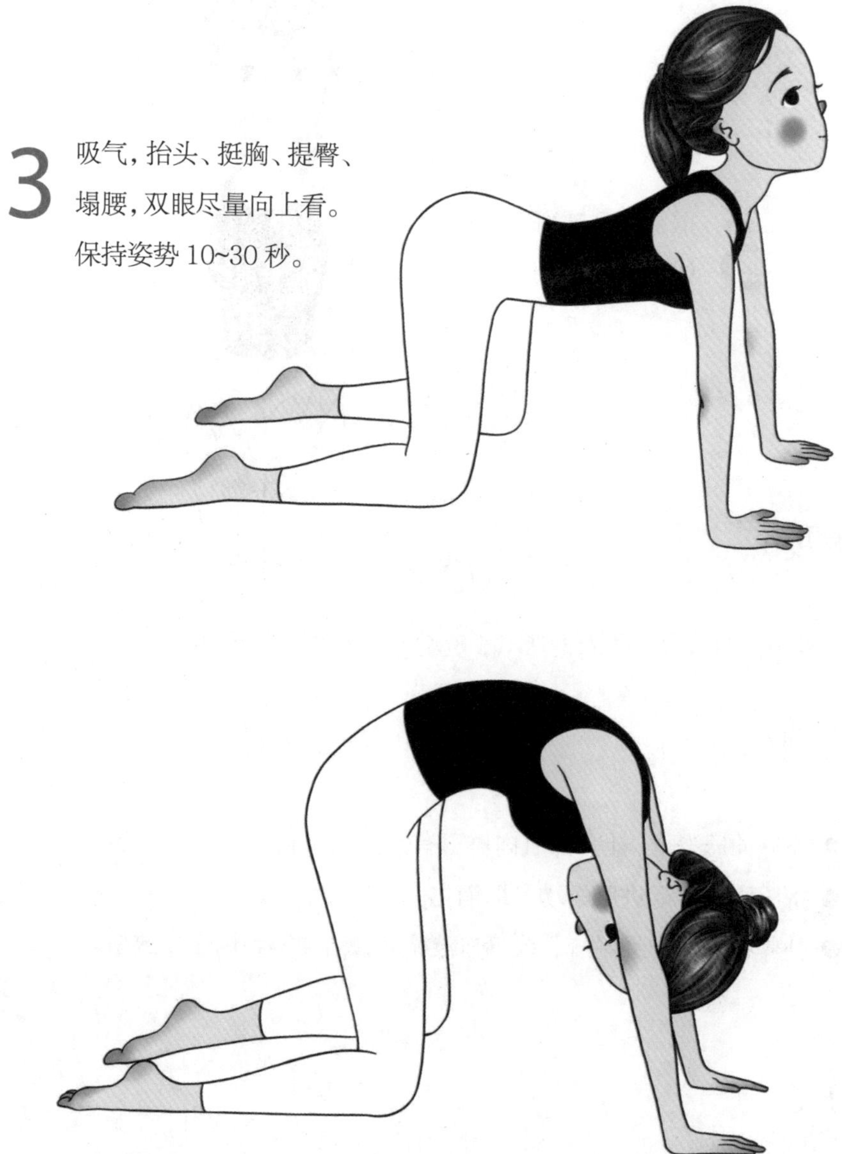

4 呼气，低头，含胸拱背。腹部使劲收缩，头在双臂间尽量用下巴去触碰锁骨。大腿始终垂直于地面，整个身体呈“n”形。

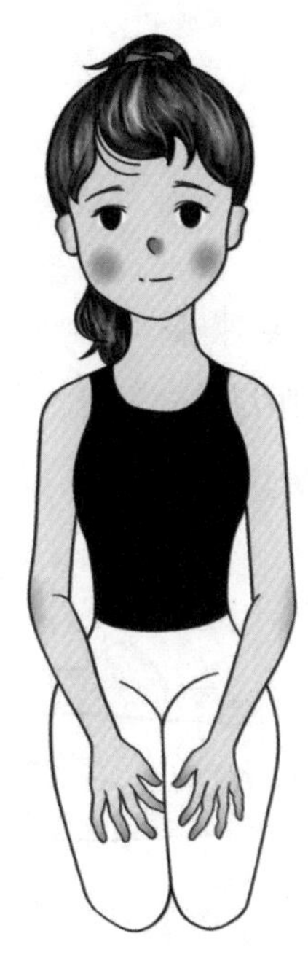

5 重复5~8次练习后，身体还原至初始姿势。

呼吸要点：

脊椎下沉时吸气，拱背时呼气，充分感受脊椎的伸展和压缩。

体式功效：

- 充分伸展脊椎，让背部肌肉群更有弹性，改善背部疼痛、疲劳。
- 挤压腹部，促进肠蠕动，助消化。
- 补养和强化神经系统，改善血液循环，精神得到愉悦和放松。

注意事项

身体前倾时，背部要尽量放松，且保持平直伸展。抬头仰望时，脖子尽量抬高，但不要过分后仰弯曲，以免拉伤。背部拱起时，腹部尽量收紧，若有痛感立刻停止。

加强侧伸展式

——拉伸手臂、腿部、腰腹部肌肉，加快全身血液循环，锻炼平衡性

体式介绍：

该体式需要侧身翻转和伸展，可以锻炼保持身体的平衡性，伸展臂部、腿部，加强腰部力量。

1 上半身向前倾，两手掌撑在地面上，双臂、双膝分开同肩宽，且与地面垂直，背部与地面平行，整个身体呈四脚板凳状跪立姿态。

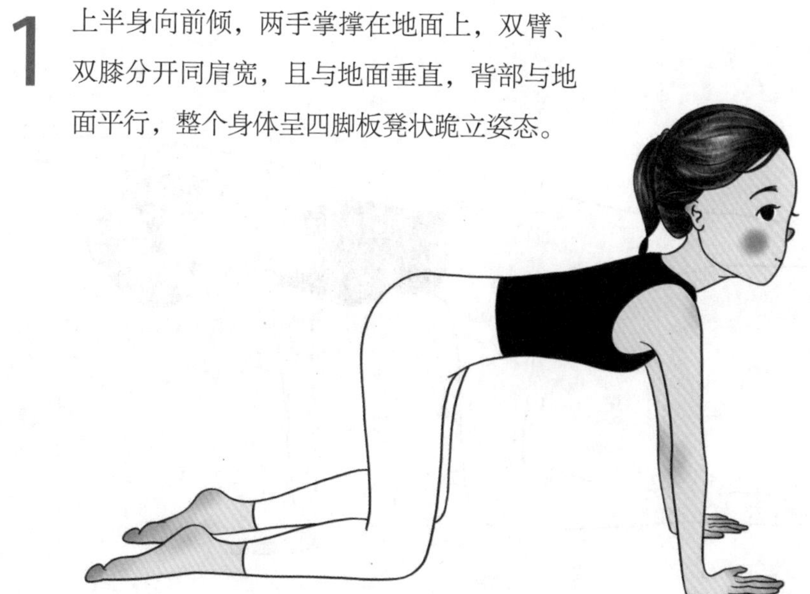

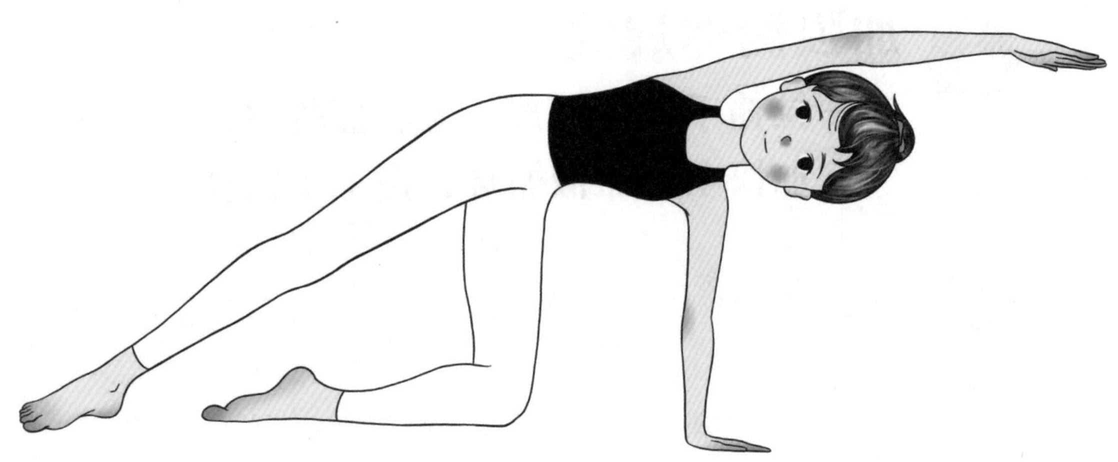

2 吸气，整个上半身朝右侧上方翻转，右腿伸直，脚尖朝外展。右手臂朝着头方向伸展，尽量与地面平行。

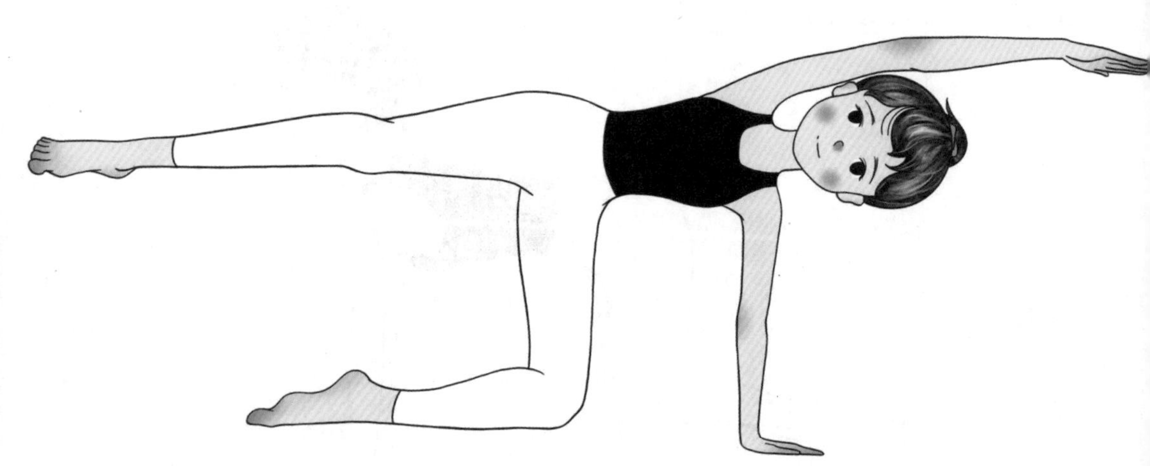

3 右腿抬起直至与地面平行，且与右臂在一条直线上。均匀呼吸，保持 10~30 秒。

4 还原至初始姿势，换另一侧练习。重复 3~5 组。

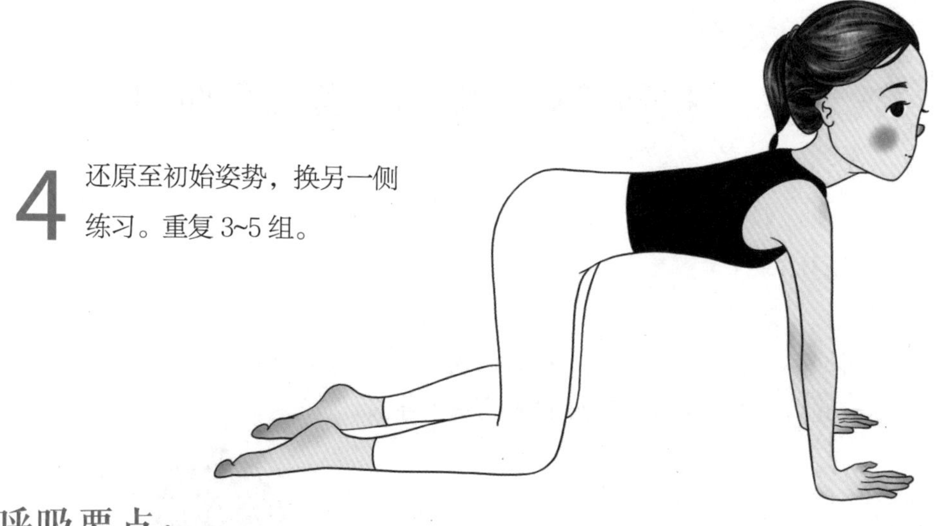

呼吸要点：

侧身翻转及抬腿时吸气，保持动作中均匀、深长地呼吸，身体还原时呼气。

体式功效：

- 拉伸手臂、腿部、腰腹部肌肉，消除多余脂肪，美化身体线条。
- 加快全身血液循环，促进人体新陈代谢。
- 灵活髋关节、手腕关节。锻炼身体平衡能力，保持集中注意力。

注意事项

练习时，腹部、臀部以及背部肌肉都应保持收缩。侧身翻转时，骨盆要面向正前方，不要扭转。右臂朝头方向伸展，右腿抬起，右臂右腿均与地面平行。

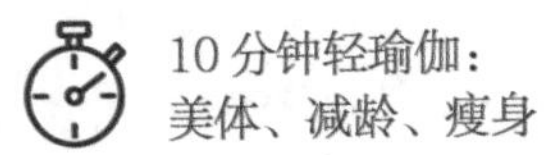

兔式
——拉伸手臂，腿部，腰腹部肌肉

体式介绍：

该体式模仿兔子的姿势，头顶着地，可以放松背部肌肉，会使整个身体感觉舒适。也可作为动作与动作之间的休息练习体式。

1 跪姿，腰背挺直，臀部重心放在脚后跟处，双手自然放在两大腿上，目视正前方，自然呼吸。

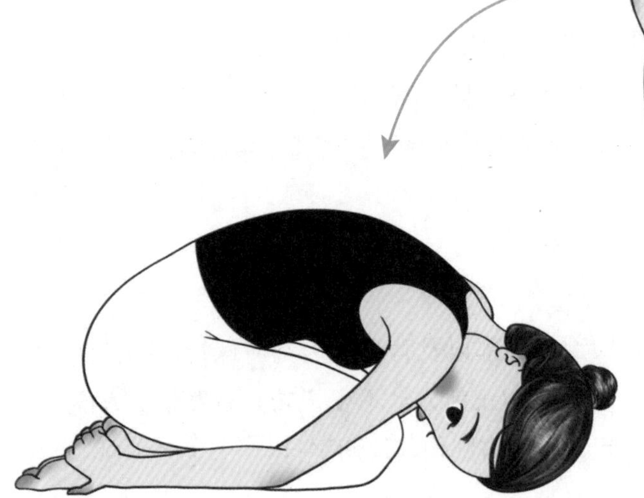

2 呼气，双手放在脚后跟处，上半身往前屈，下压至额头点地。

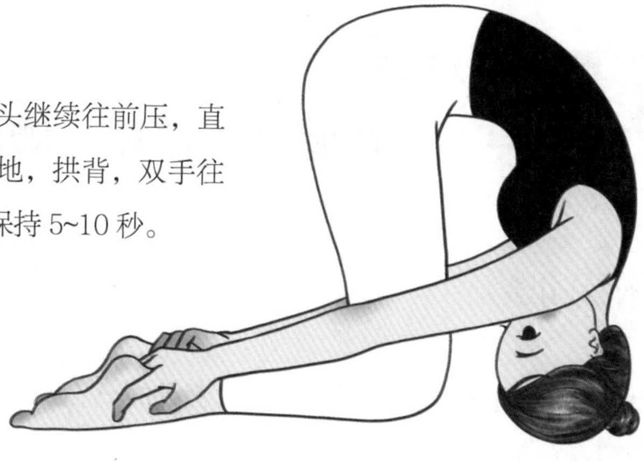

3 吸气，臀部抬高，头继续往前压，直至头顶百会穴处触地，拱背，双手往前移放在脚踝处，保持 5~10 秒。

4 还原至初始姿势。重复 3~5 组。

呼吸要点：

上身前屈时呼气，臀部抬高时吸气。感受头顶的压力，背部的舒展。

体式功效：

- 加强面部血液循环，活动脸部肌肉，延缓面部衰老。
- 伸展颈背部，缓解颈肩僵痛，使脊椎更灵活。
- 大腿、臀部肌肉力量得到锻炼。

注意事项

练习时如果感到难以完成或颈椎不适，也可将双手放于头部或身体两侧。头顶尽量去触地。臀部抬高时大腿垂直于地面。

新月式
——拉伸腿部，胳膊，腰腹部肌肉

体式介绍：

模仿新月形状。单手单腿撑地，另外的一条腿和一只手臂都尽量向上伸展。

1 上半身向前倾，两手掌撑在地面上，双臂、双膝分开同肩宽，且与地面垂直，背部与地面平行，整个身体呈四脚板凳状跪立姿态。

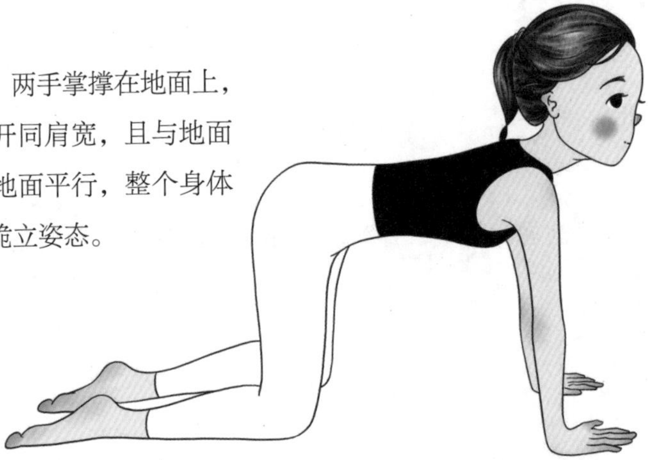

2 吸气，右腿屈膝向前，右小腿与地面垂直。双掌于右脚两侧撑地。左腿尽量向后伸展，膝盖以下贴地。

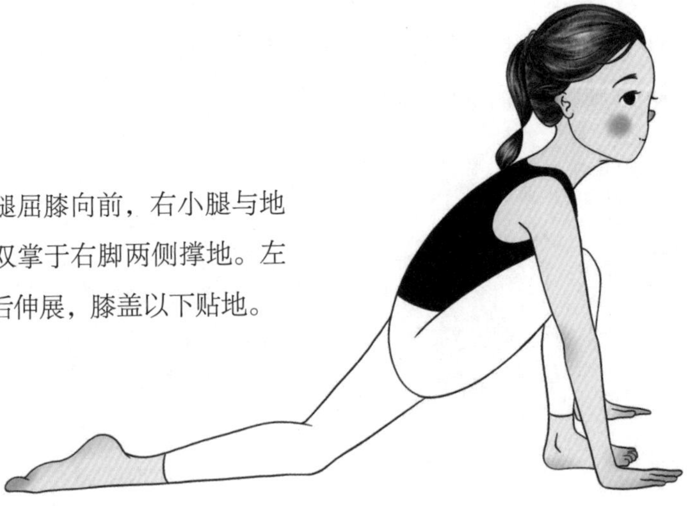

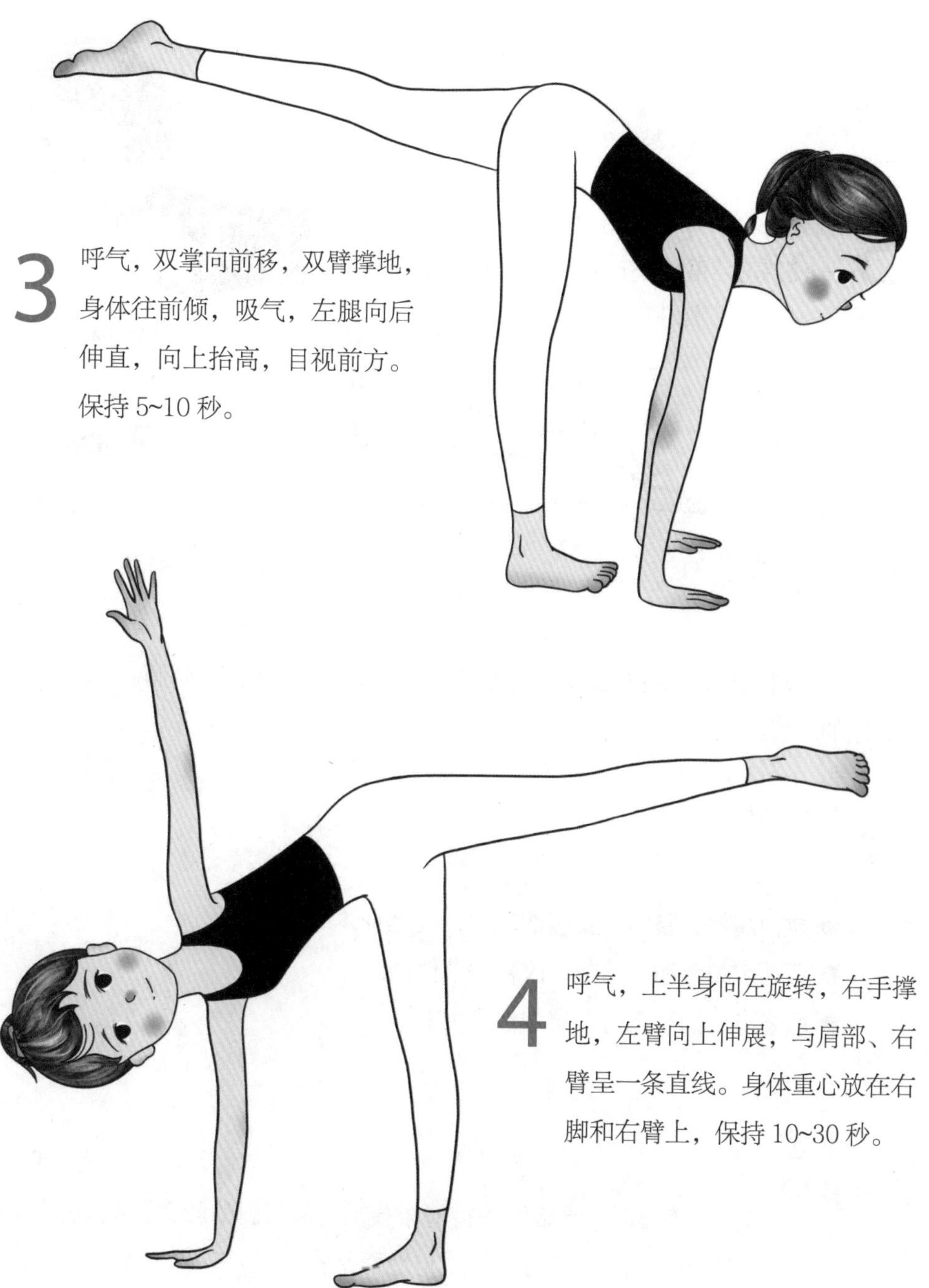

3 呼气，双掌向前移，双臂撑地，身体往前倾，吸气，左腿向后伸直，向上抬高，目视前方。保持 5~10 秒。

4 呼气，上半身向左旋转，右手撑地，左臂向上伸展，与肩部、右臂呈一条直线。身体重心放在右脚和右臂上，保持 10~30 秒。

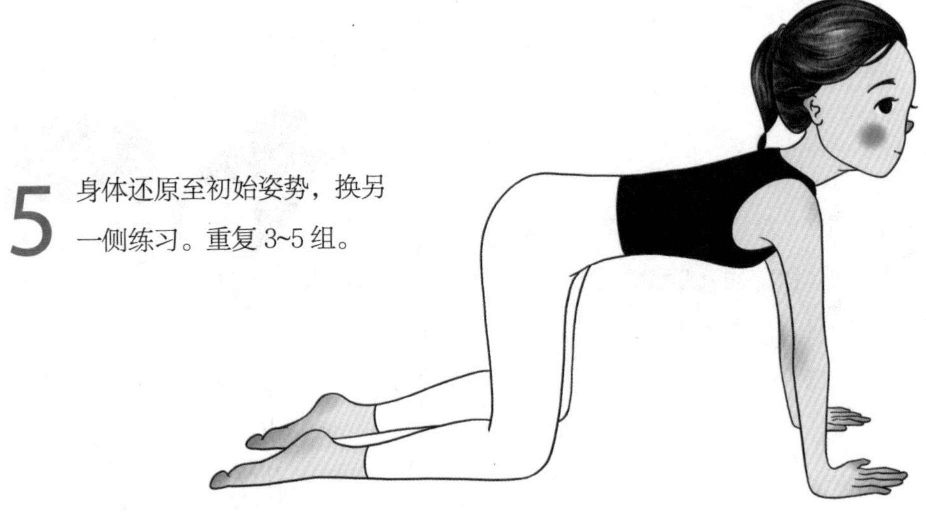

5 身体还原至初始姿势，换另一侧练习。重复 3~5 组。

呼吸要点：

抬腿时吸气，保持深长、均匀地呼吸。感受腰腹、胸部、胳膊、大腿的舒展。

体式功效：

- 拉伸腿部、胳膊、腰腹部肌肉，美化身体线条。
- 活动髋关节和膝关节，改善关节僵硬。
- 增强身体的平衡力，集中注意力。

注意事项

练习时，要始终保持脊椎挺直，抬高腿的膝盖要绷直，不能弯曲，尽量向上伸展与地面平行。

四、瑜伽蹲姿体位

蹲式
——挺直背部，美化臀形，放松身体肌肉

体式介绍：

基础蹲姿体式。可每日经常练习，能很好地锻炼膝关节，放松全身肌肉。

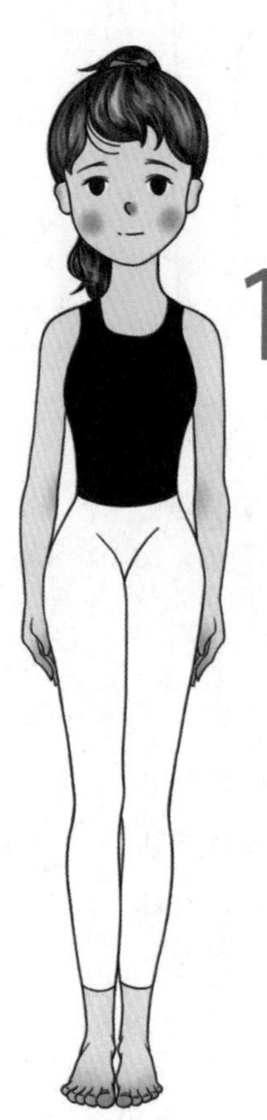

1 自然站立，双臂在两侧自然垂立，双腿伸直并拢。

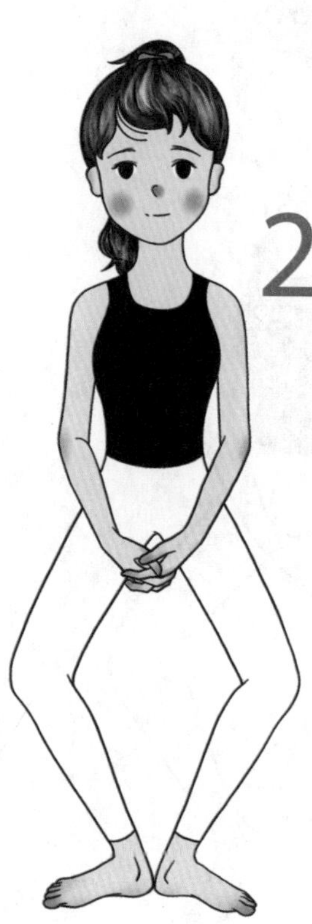

2 吸气，双脚跟相触，脚尖呈“外八字”，双手于小腹正下方交叉。呼气，腰背挺直，屈膝，臀部下沉。

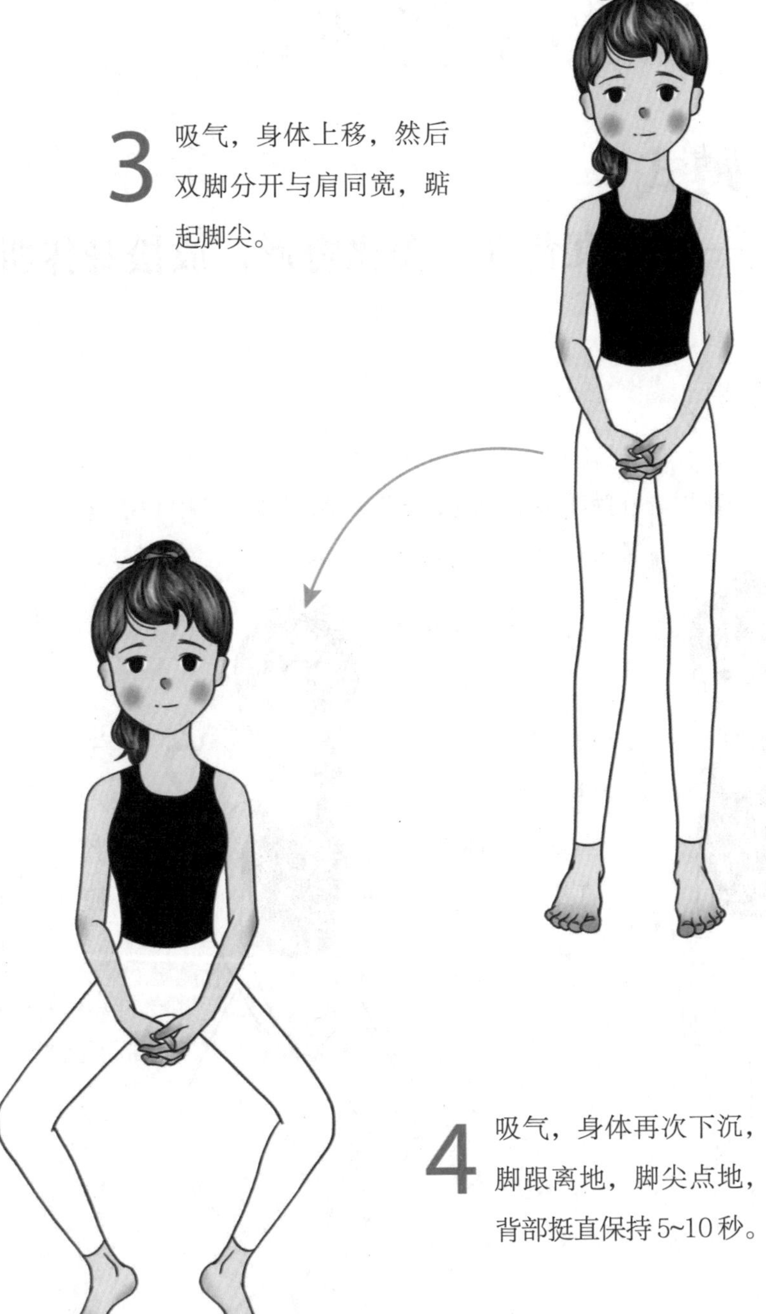

3 吸气，身体上移，然后双脚分开与肩同宽，踮起脚尖。

4 吸气，身体再次下沉，脚跟离地，脚尖点地，背部挺直保持 5~10 秒。

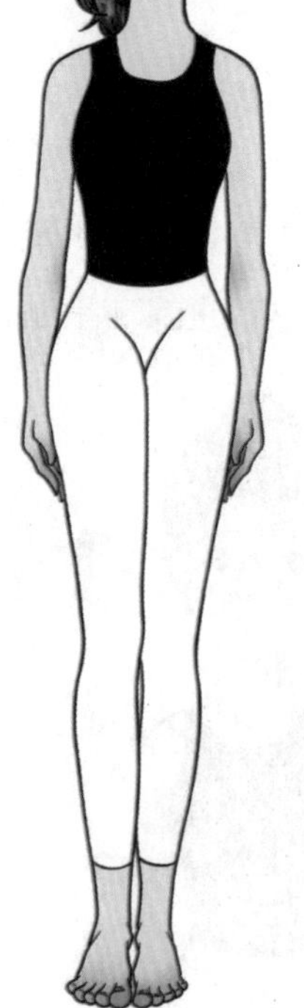

5 吸气，还原至初始姿势。
重复 6~7 组。

呼吸要点：

下蹲时呼气，身体直立时吸气。 感受膝关节的力量。

体式功效：

- 挺直背部，放松双肩，活动膝关节。
- 锻炼大腿后侧肌肉，有助于美化臀形。
- 放松身体肌肉和神经，消除紧张。

注意事项

身体下蹲时，腰背要始终挺直，臀部下沉，不要耸肩，膝盖弯曲，朝两边打开。下蹲幅度不宜太大或太小。

趾尖式
——灵活双肩，双臂，双膝关节，髋部

体式介绍：

又称敬礼式，此体式需要动作与呼吸协调，令人心情平和，更具有耐心。伸展颈部，改进练习者的体态。

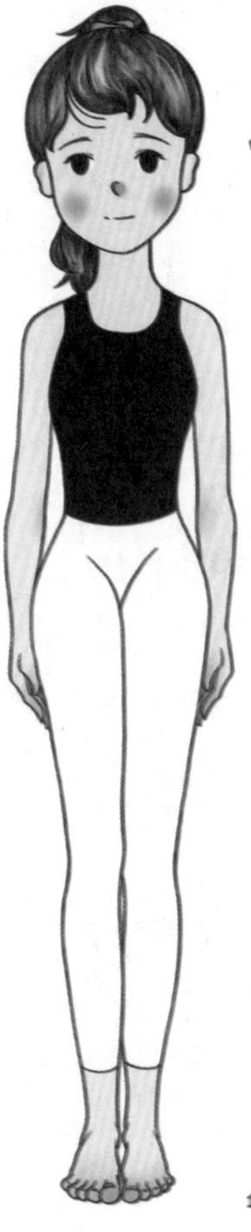

1 自然站立，双臂在两侧自然垂立，脊柱挺直，双腿伸直并拢。

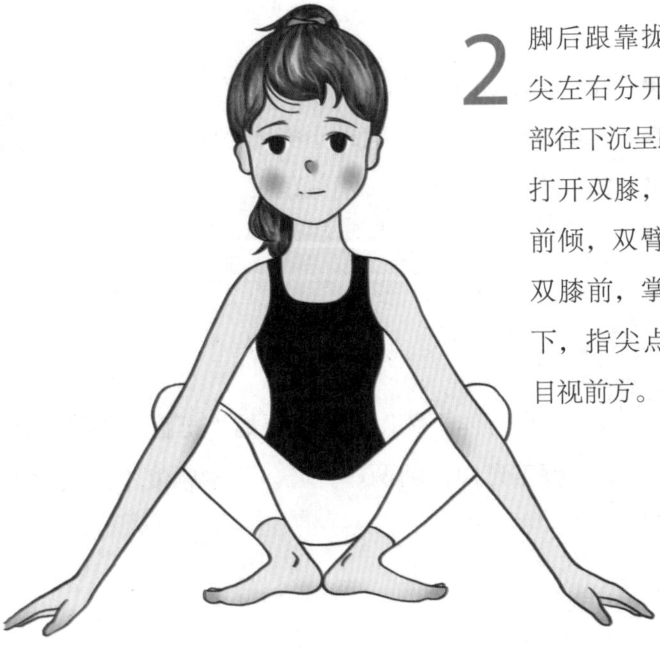

2 脚后跟靠拢，脚尖左右分开，臀部往下沉呈蹲姿。打开双膝，身体前倾，双臂放在双膝前，掌心向下，指尖点地，目视前方。

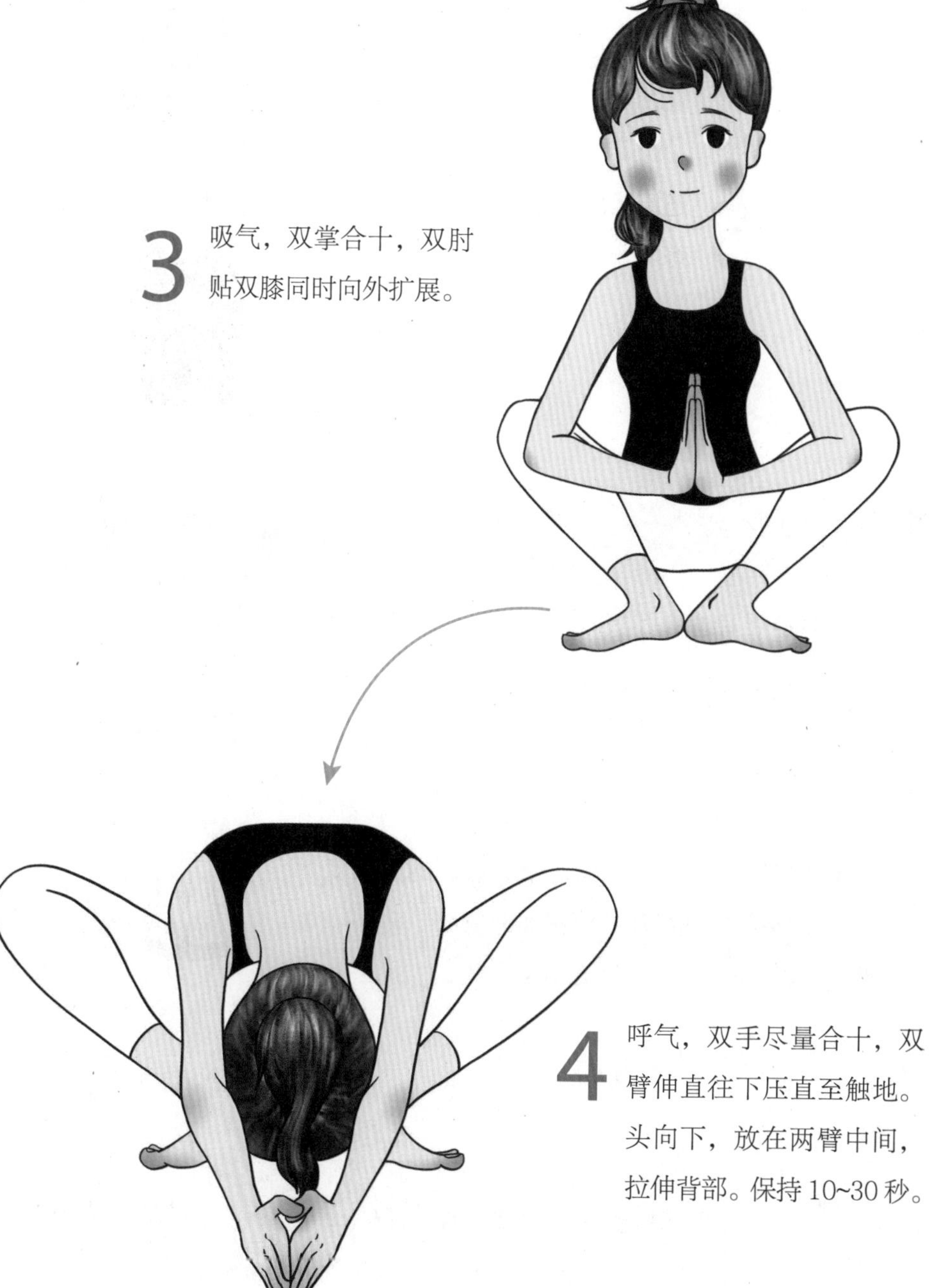

3 吸气，双掌合十，双肘贴双膝同时向外扩展。

4 呼气，双手尽量合十，双臂伸直往下压直至触地。头向下，放在两臂中间，拉伸背部。保持 10~30 秒。

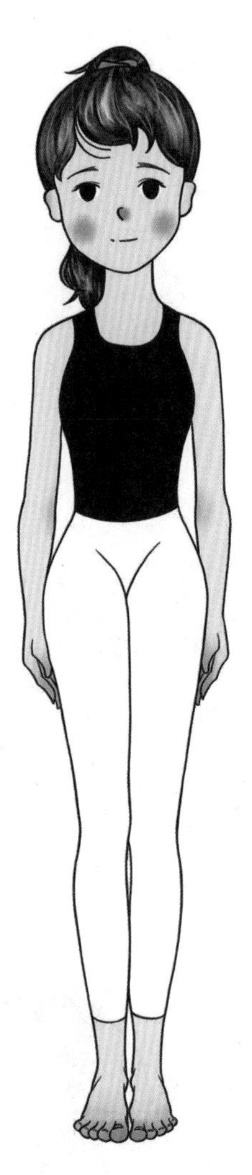

5 还原至初始姿势。重复练习 3~5 组。

呼吸要点：

吸气时伸展脊背，呼气时上身前屈，感受背脊的拉伸。

体式功效：

- 锻炼双肩、双臂、双膝关节、髋部的灵活度。
- 促进头部血液循环，改善面部皮肤。
- 伸展颈部和背脊，改进体态平衡。

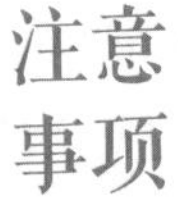

身体重量集中于臂、肩、腰上，充分打开双膝，放松身体。患有高血压或眩晕病的人不应做这个体式。

鸭行式
——加强腿部肌肉力量，促进消化

体式介绍：

该体式模仿鸭子行走，可挤压按摩盆腔内的脏器，促进消化，同时加速双腿的血液循环。

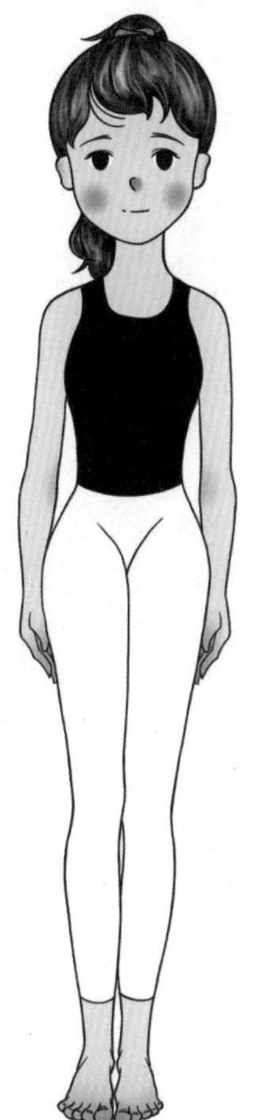

1 自然站立，双臂在两侧自然垂立，脊柱挺直，双腿伸直并拢。

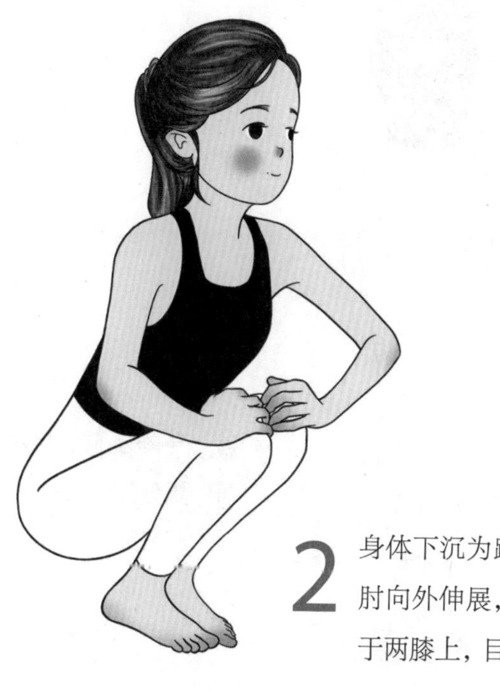

2 身体下沉为蹲姿，双肘向外伸展，双手放于两膝上，目视前方。

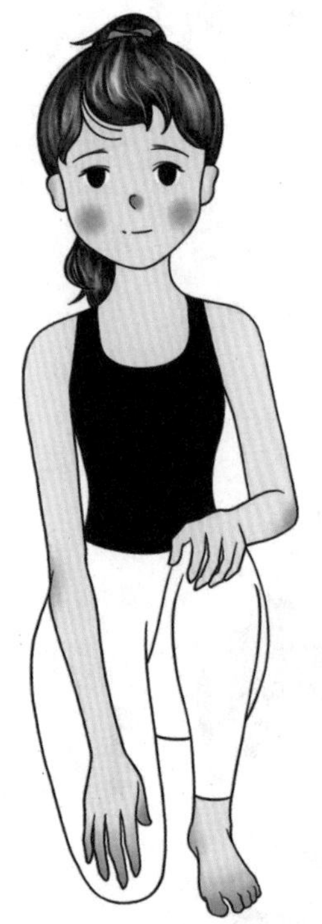

3 双手姿势不变，靠脚掌发力走路。一只脚掌着地时，另一只脚则脚尖点地。每走一步，让膝盖触碰地面一次。

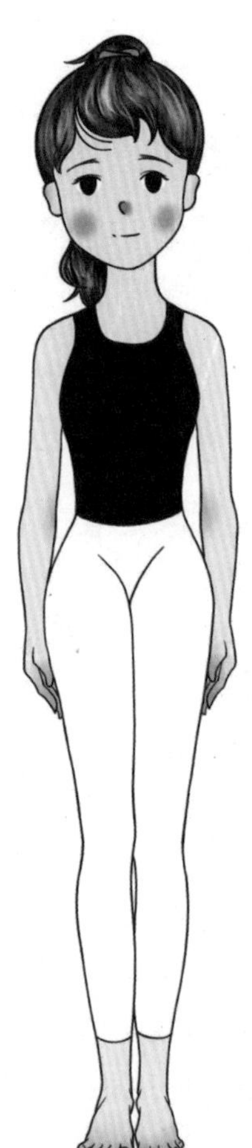

4 身体还原至初始姿势，休息片刻，重复练习 3~5 组。

呼吸要点：

练习中保持自然呼吸即可，体会两腿交替行走的重力感。

体式功效：

- 锻炼腿部力量，加快血液循环，消除腿部脂肪。
- 按摩盆腔内的脏器，促进消化，燃脂减肥。

注意事项

背部应始终保持挺直，抬头，每走一步使膝盖碰触地面一次。这个体式可以练习较长时间，以自己的承受力为度。

放气式
——伸展腿部肌肉，清醒头脑

体式介绍：

该体式练习难度低，是蹲姿中比较容易练习和掌握的体式。可以拉伸腿部肌肉，使血液流向头部，补养大脑，滋养面部皮肤。

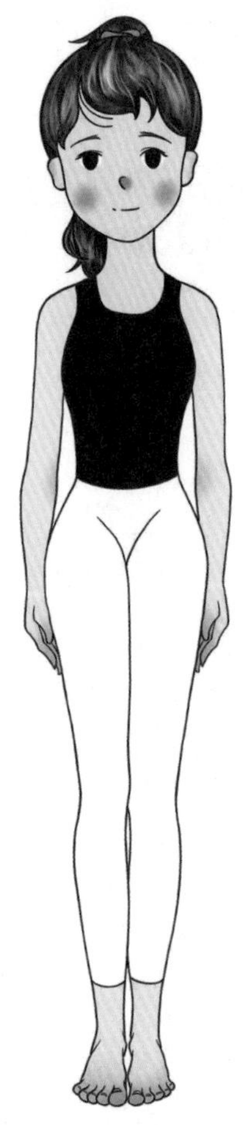

1 自然站立，双臂自然垂放在两侧，脊柱挺直，双腿伸直并拢。

2 身体下压呈蹲姿，双脚、双膝打开距离约一肩半宽，脚尖略朝外一些。双臂自然放于身体两侧。

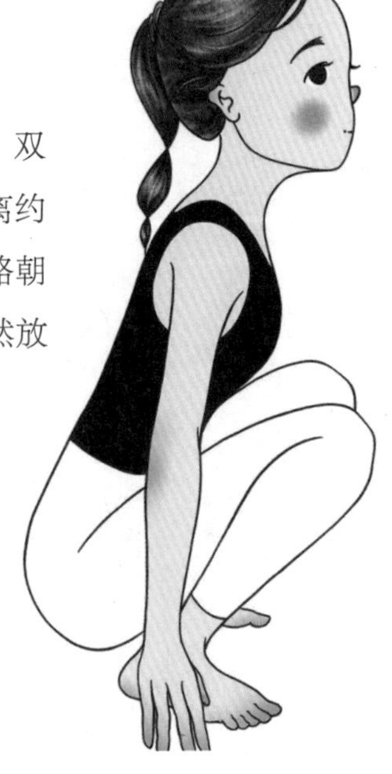

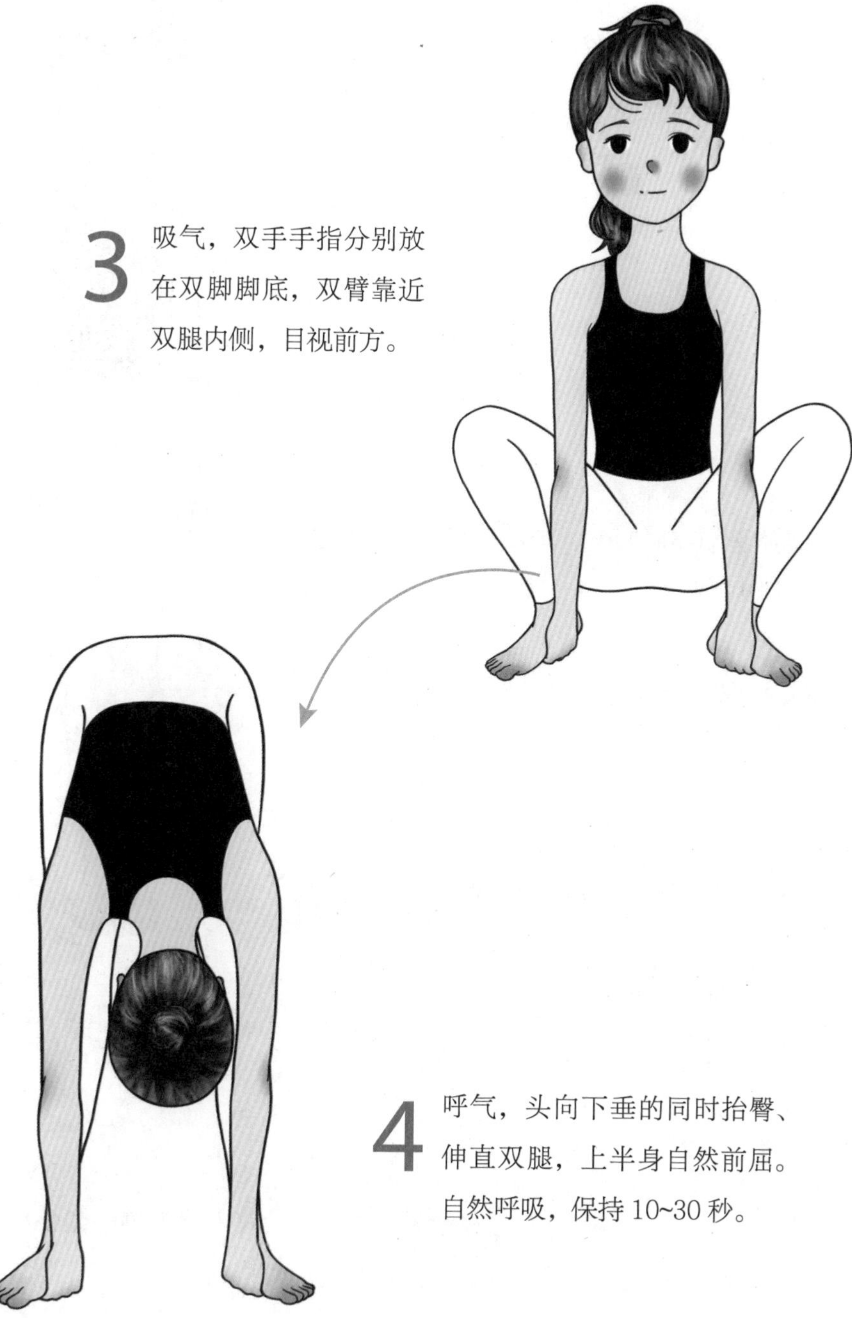

3 吸气，双手手指分别放在双脚脚底，双臂靠近双腿内侧，目视前方。

4 呼气，头向下垂的同时抬臂、伸直双腿，上半身自然前屈。自然呼吸，保持 10~30 秒。

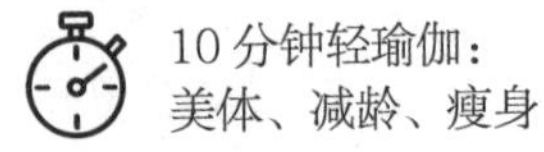

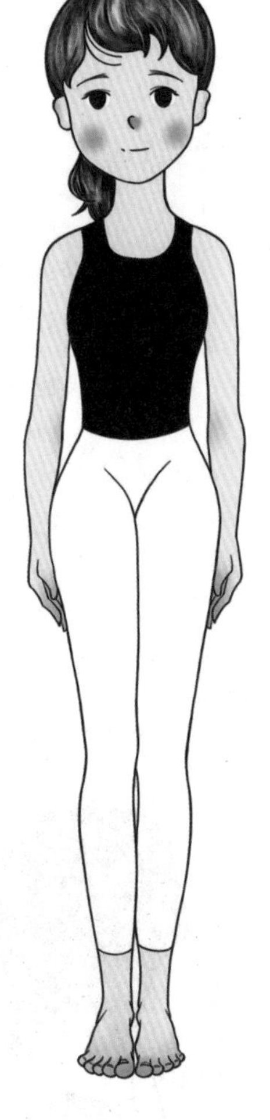

5 身体还原至初始姿势。
重复 5~6 组。

呼吸要点：

身体呈蹲姿时吸气，低头时呼气。感受大腿后侧肌肉的拉伸。

体式功效：

● 拉伸大腿后侧肌肉，消减脂肪，美化腿部线条。

● 使血液流向头肩部，清醒头脑，滋养面部皮肤。

● 可以活动膝关节。

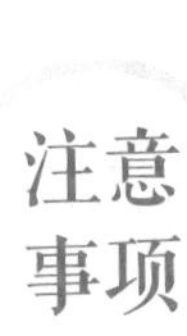

蹲下时，不要耸肩，双膝分开时双脚脚尖可略朝外展，支撑身体。蹲姿起身时，应尽量伸直双腿。

五、瑜伽俯卧体位

半蝗虫一式
——拉伸腰部，收紧臀部，加强腿部力量

体式介绍：

半蝗虫式难度较低，是蝗虫式的变体，又分为一式、二式。这个体式效仿蝗虫静态时的姿势，一呼一吸，动静结合。当一条腿向上抬起时，另一条腿要尽力下压。

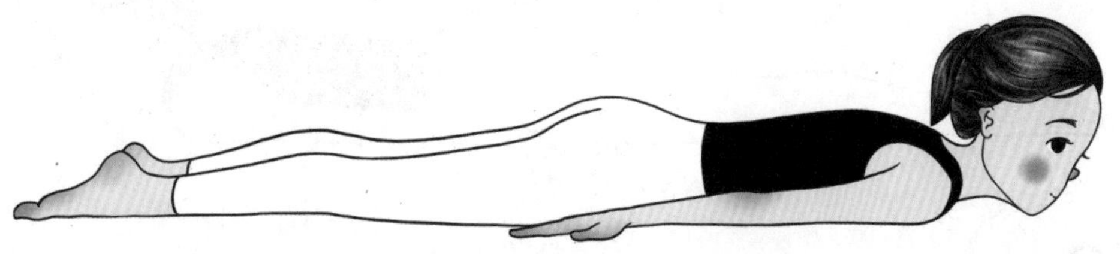

1 俯卧位，下巴触地或朝向两侧，双臂贴地置于身体两侧，掌心朝下，双腿伸直并拢。

2 吸气，双掌向下按，左腿用力贴紧地面，收紧臀部，右腿伸直向上抬高。保持 5~10 秒。

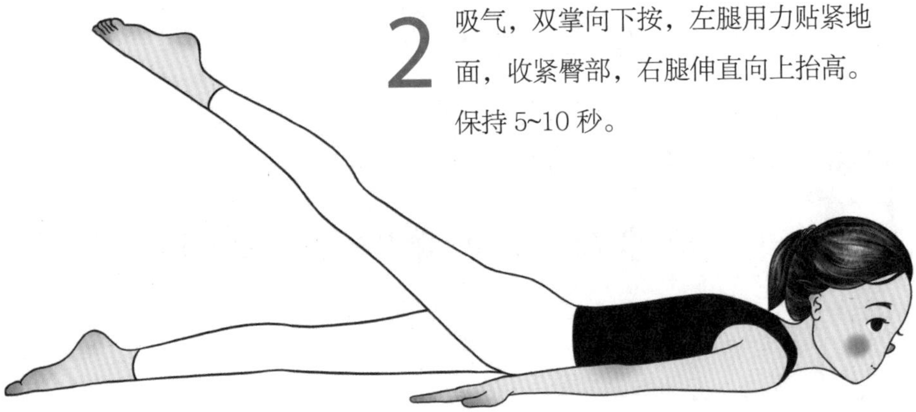

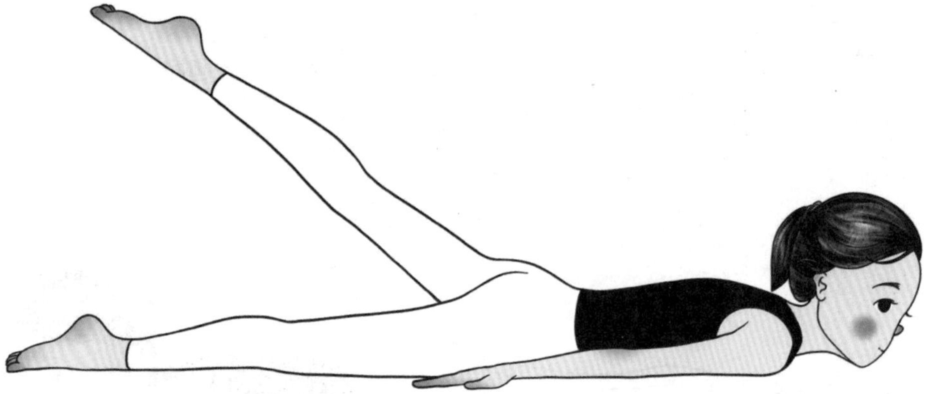

3 右腿放回地面，呼气，放松，换左腿练习。

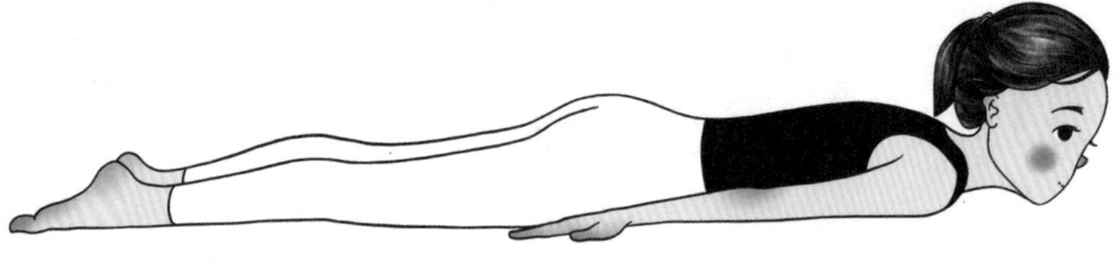

4 还原至初始姿势。重复练习 6~8 组。

呼吸要点：

抬腿时稍稍屏息，放落时呼气，感受臀部收紧和腿的伸展。

体式功效：

- 加强大腿肌肉力量，消减腿部脂肪，美化腿部线条。
- 收紧臀部，锻炼臀大肌，防止臀部下垂。
- 放松后腰部深层肌肉，使后腰部更强健，消减腰腹脂肪。

注意事项

抬起的腿要向上伸直舒展，充分拉伸腰部，贴地的腿要尽量收紧肌肉并伸直，臀部和双腿肌肉也要收紧。脚背贴地，下巴点地。

半蝗虫二式
——拉伸腰部和脊椎，加强腿部力量

体式介绍：

半蝗虫一式的变体，是一个锻炼腰部的体式，长期练习能增加腰部的力量。

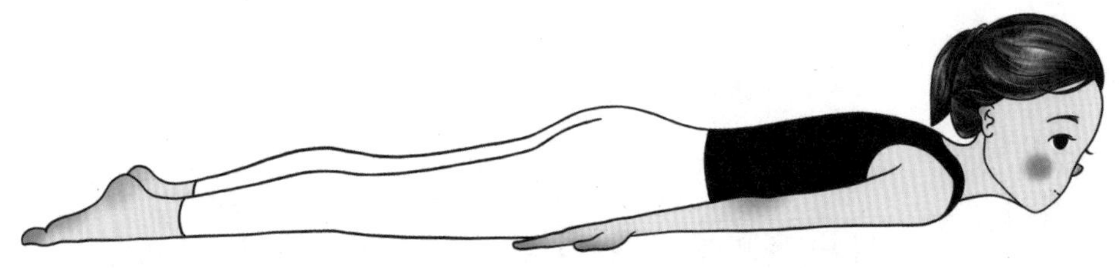

1 俯卧位，下巴触地或朝向两侧，双臂贴地置于身体两侧，掌心朝下，双腿伸直并拢。

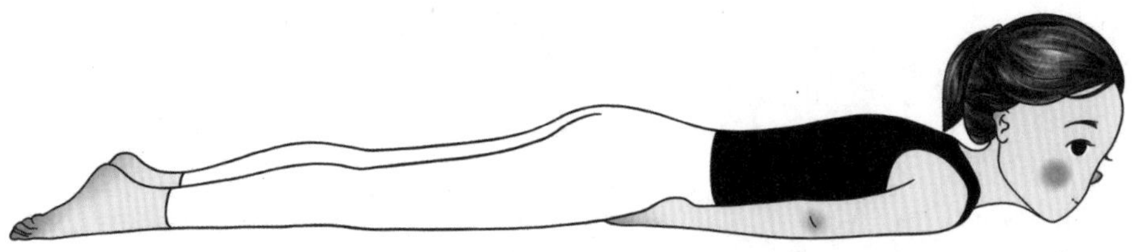

2 双手移至小腹下，掌心贴近小腹。

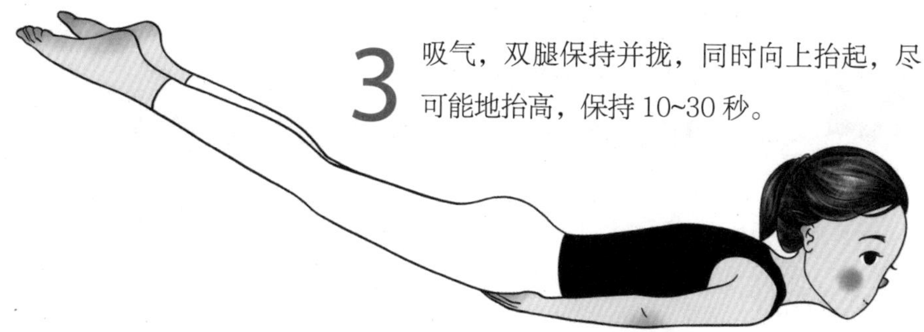

3 吸气，双腿保持并拢，同时向上抬起，尽可能地抬高，保持 10~30 秒。

4 呼气，双腿放回地面，身体放松，还原至初始姿势。重复 5~6 组。

呼吸要点：

抬腿时稍稍屏息，放落时呼气，保持呼吸自然稳定。 感受臀部收紧和腿部、腰部伸展。

体式功效：

- 加强大腿肌肉力量，消减腿部脂肪，美化腿部线条。
- 收紧臀部，锻炼臀大肌，防止臀部下垂。
- 放松后腰部深层肌肉，使后腰部更强健，消减腰腹脂肪。
- 充分伸展脊椎，增加脊椎弹性。

注意事项

双腿同时向上伸展，并尽量抬高，以充分拉伸腰部。臀部和双腿肌肉保持收紧。

人面狮身式
——开肩美背，拉伸腹部，塑造美颈

体式介绍：

该体式模仿人面狮身动作。练习时脸朝下平躺在地面上，肘部支撑身体向上抬起，头部尽量向后。

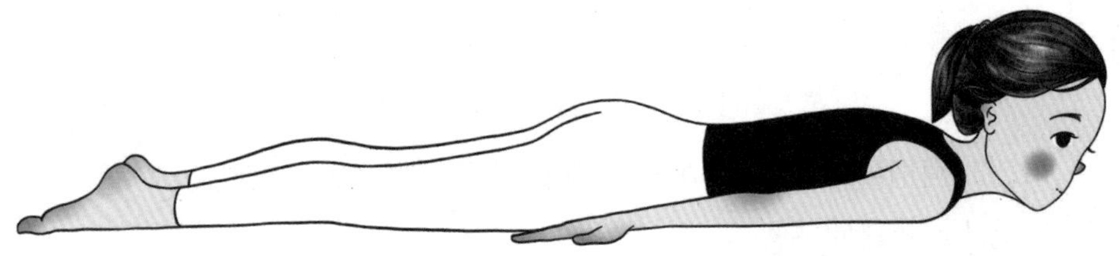

1 俯卧位，下巴触地或朝向两侧，双臂贴地置于身体两侧，掌心朝下，双腿伸直并拢。

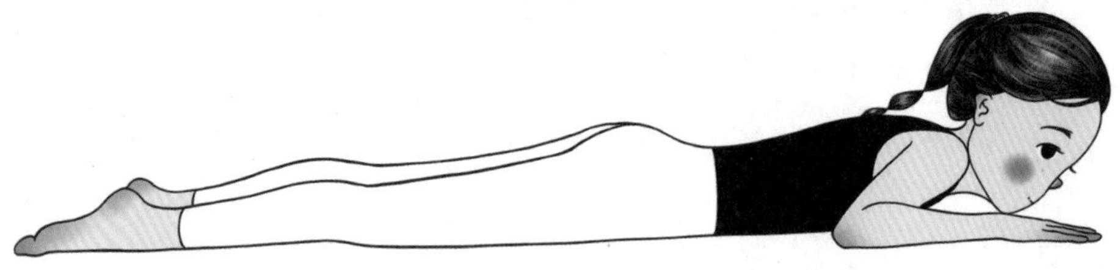

2 屈肘，两小臂向前平行伸直，掌心向下贴放在头部两侧的地上，下巴贴地。

3 吸气，头胸部位逐渐抬离地面，两小臂贴放在地面上以支撑身体，目视斜上方。

4 呼气，身体慢慢还原至初始姿势。重复练习 5~6 组。

呼吸要点：

吸气时身体抬起，呼气时身体还原。 感受背部肌肉的拉伸。

体式功效：

- 激活背部肌肉群，消除脂肪，减缓背痛，开肩美背。
- 锻炼手臂力量，消减胳膊脂肪。
- 舒展颈部肌肉，塑造优雅美颈。
- 刺激拉伸腹部，有助于消除腹部脂肪。

注意事项

比眼镜蛇式练习难度小一些，练习时，头部要向上向后抬起，肩部放平，双腿伸直贴地，脚背贴地。

四肢撑地式
——扩展胸部，消减手臂双腿脂肪，强壮腹肌

体式介绍：

这个体式又叫“木板式”，做这个体式时面朝下，双腿绷直，脚尖点地，双掌撑地，全身重量靠四肢的力量支撑，呼气时使身体与地面平行。

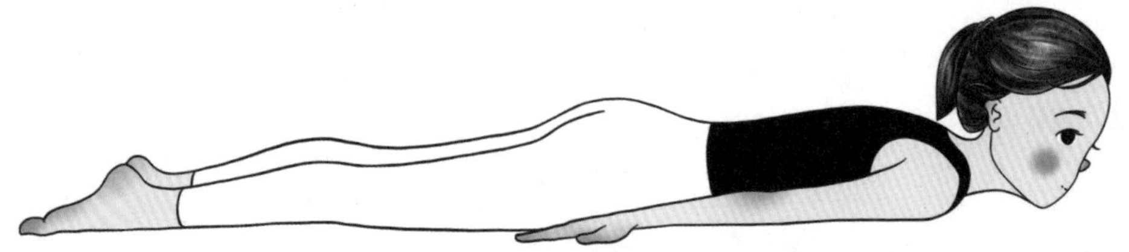

1 俯卧位，下巴触地或朝向两侧，双臂贴地置于身体两侧，掌心朝下，双腿伸直并拢。

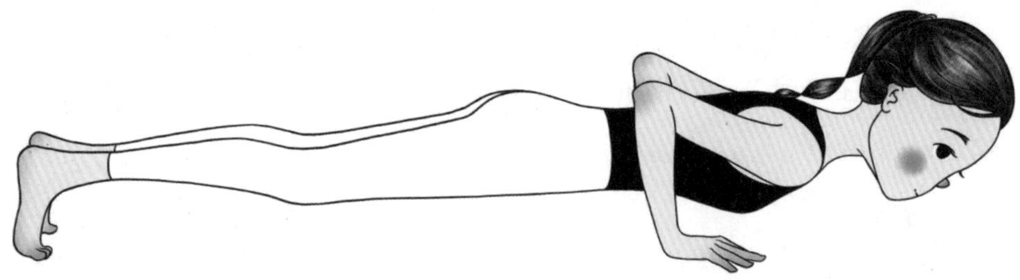

2 屈肘，双掌于肩部两侧贴地，两腿依然并拢伸直，双脚尖撑地。

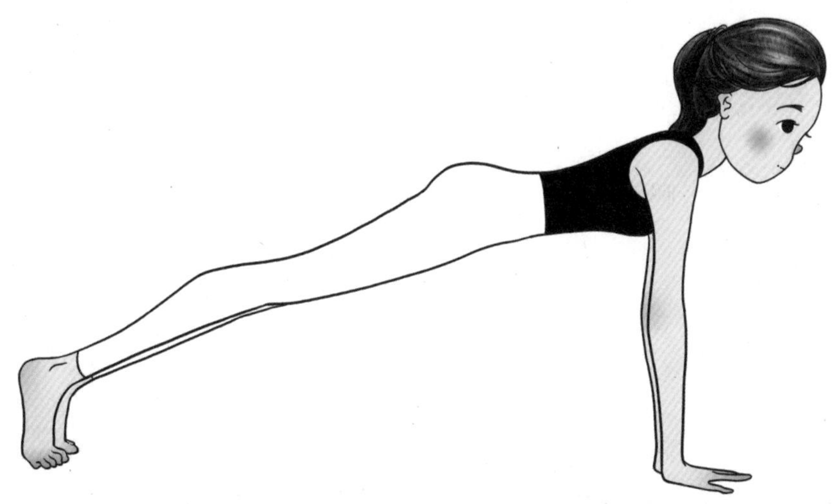

3 吸气，整个身体抬起，双臂笔直撑地，距离与肩同宽，头、背、臀、腿部呈一条直线，整个身体呈斜板状。保持 10~30 秒。

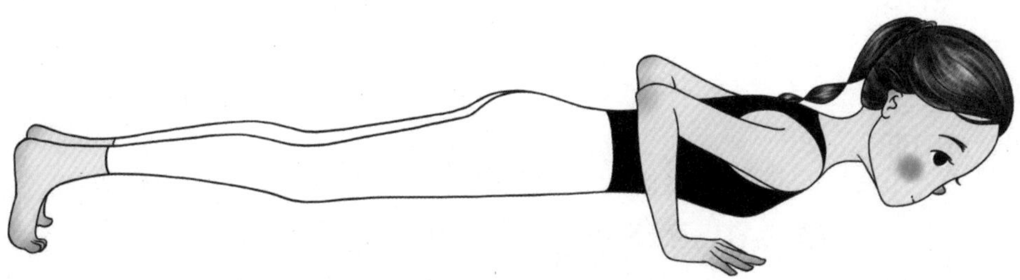

4 呼气，屈肘，身体下沉，胸部尽量靠近地面。此时，背、臀、腿仍然保持在一个平面上。保持 10~30 秒。

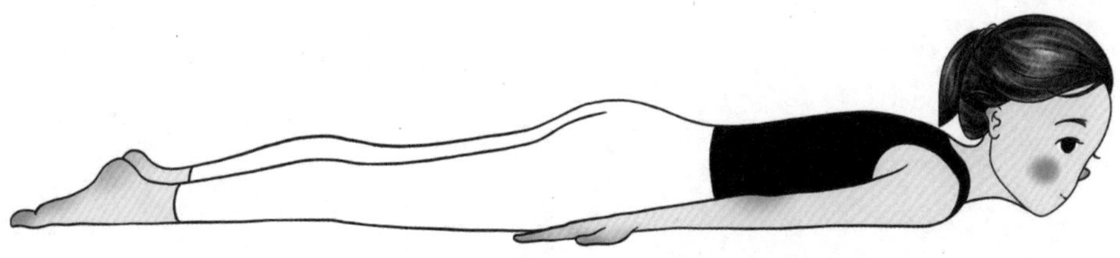

5 身体还原至初始姿势。重复练习 3~5 组。

呼吸要点：

吸气时起身，呼气时身体下沉。意识集中于拉伸臂肌和胸肌、收缩腹肌和臀肌。

体式功效：

- 扩张胸部，锻炼胸肌，美化胸形。
- 锻炼手臂肌肉，加强肘关节和腕关节力量，消除手臂赘肉。
- 收缩腹、臀部，消除多余脂肪，强壮腹肌，塑造翘臀。
- 拉伸腿部韧带，紧实双腿肌肉和线条。

注意事项

该体式类似于平板支撑练习，臀部夹紧、腹部收缩，双腿绷直，腰部抬得太高或塌腰太低会对腰肌产生危害，所以腰、腿要呈一条直线。长期坚持有利于形体塑造，但须避免过于劳累，一切以舒适为度。

六、瑜伽仰卧体位

上伸腿式
——锻炼腿部力量，放松髋部，收紧腹部

体式介绍：

上伸腿式体式难度很小，双腿并拢伸直、脚背绷直，向上延伸即可，很适合睡前练习。

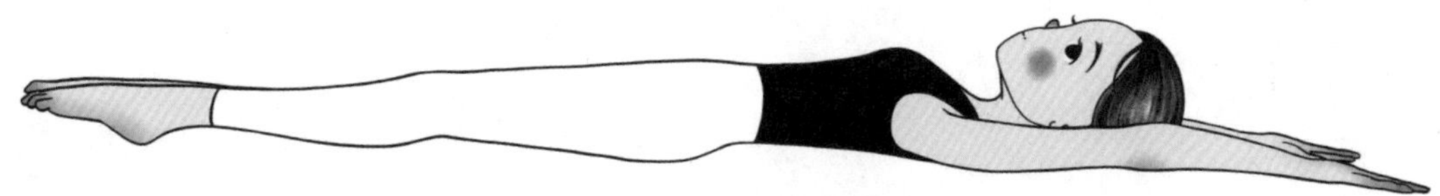

1 仰卧位，双腿伸直并拢，掌心朝上，手臂放头顶两侧贴地向后伸展。

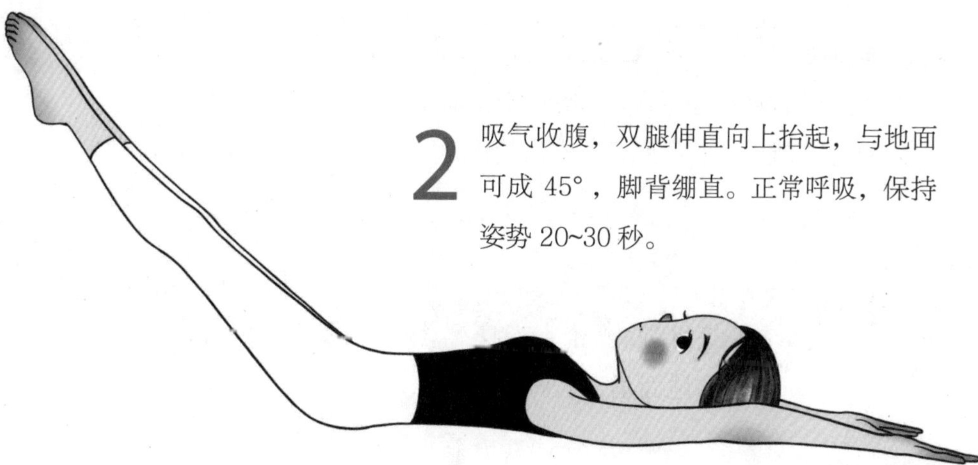

2 吸气收腹，双腿伸直向上抬起，与地面可成 45°，脚背绷直。正常呼吸，保持姿势 20~30 秒。

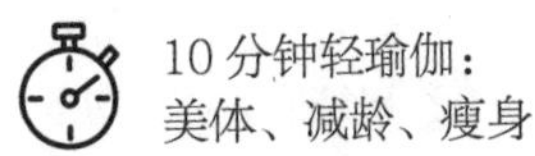

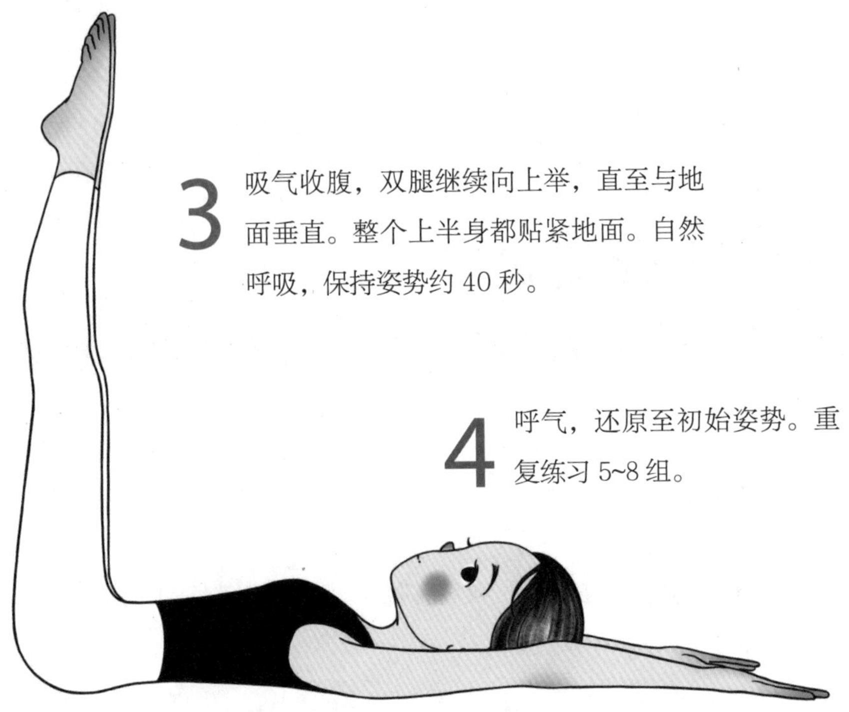

3 吸气收腹，双腿继续向上举，直至与地面垂直。整个上半身都贴紧地面。自然呼吸，保持姿势约 40 秒。

4 呼气，还原至初始姿势。重复练习 5~8 组。

呼吸要点：

吸气时收缩腹部肌肉，感受腹部收缩时的紧张。

体式功效：

- 伸展双腿，锻炼双腿肌肉力量，消减腿部脂肪。
- 有效按摩腹部器官，滋养内部脏器。
- 放松髋部，刺激肠胃，提高消化功能。

注意事项

练习时，整个上半身都紧贴地面，双腿保持并拢上举，尽量与地面垂直，脚背要绷直。

鱼式
——舒展背部，扩展胸部，加强腿部力量

体式介绍：

鱼式，是以印度神话人物毗湿奴鱼形化身命名的瑜伽体式，在该体式中，可充分舒展颈背部，扩展胸部，锻炼肺部呼吸。

1 仰卧位，双臂贴地置于身体两侧，掌心朝下，双腿伸直并拢。

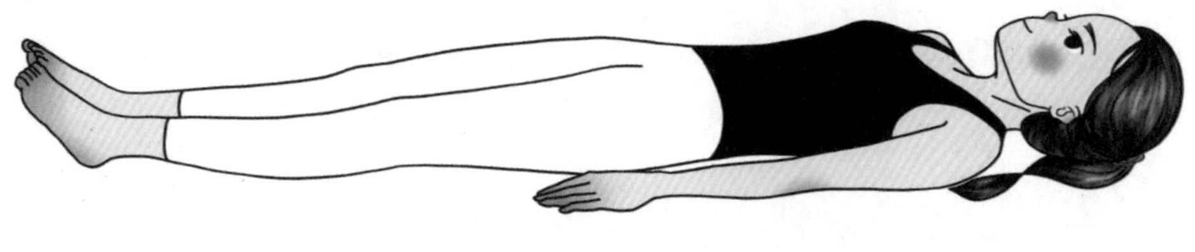

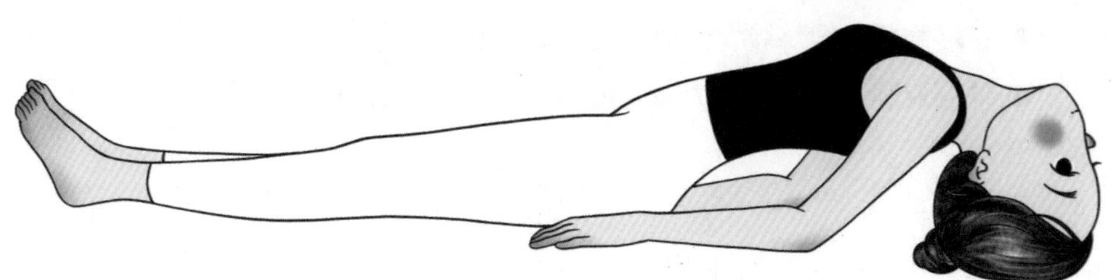

2 边吸气，边拱起背部，肘关节靠近身体并紧贴地面，头顶着地，脸朝后，眼睛朝后看。胸部挺起，两肩向两侧打开，夹紧肩胛骨。

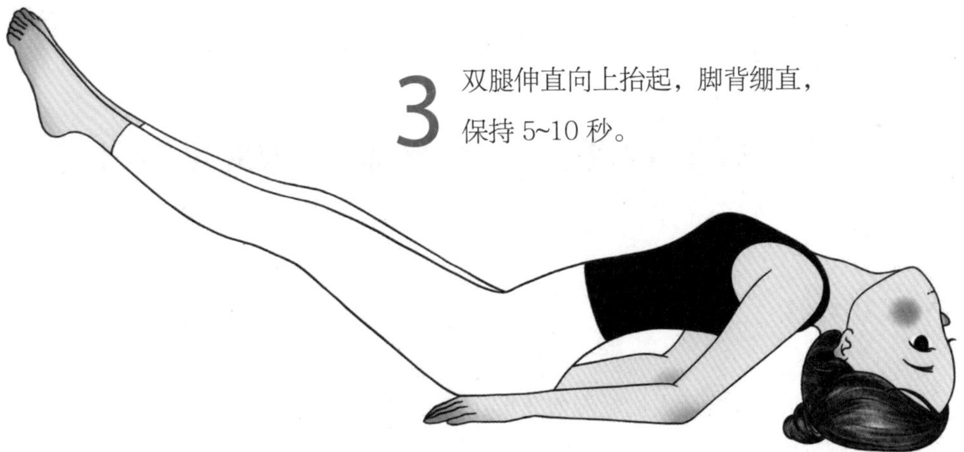

3 双腿伸直向上抬起，脚背绷直，保持 5~10 秒。

4 呼气，身体慢慢还原至初始姿势。重复练习 3~5 组。

呼吸要点：

吸气时撑起身体，呼气时身体还原，感受从腹部到颈部的拉伸。

体式功效：

- 充分伸展背部和颈部，缓解背部僵硬，消除颈部紧张。
- 扩展胸部，锻炼腰背部肌肉力量，美化腰背部线条。
- 伸展双腿，加强腿部力量，使骨盆关节更有弹性。

注意事项

胸腹部向上拱起时，胸部尽量向上提，膝盖伸直。头顶贴地时注意幅度和保持稳定，颈椎不适则不宜后仰。

单腿桥式

——舒展背部，扩展胸部，加强腿部力量

体式介绍：

单腿桥式在桥式的基础上增加了难度，腰部抬起时要有一个腿部直立提起的动作。不仅锻炼了腰腹部力量，也拉伸了腿部肌肉。

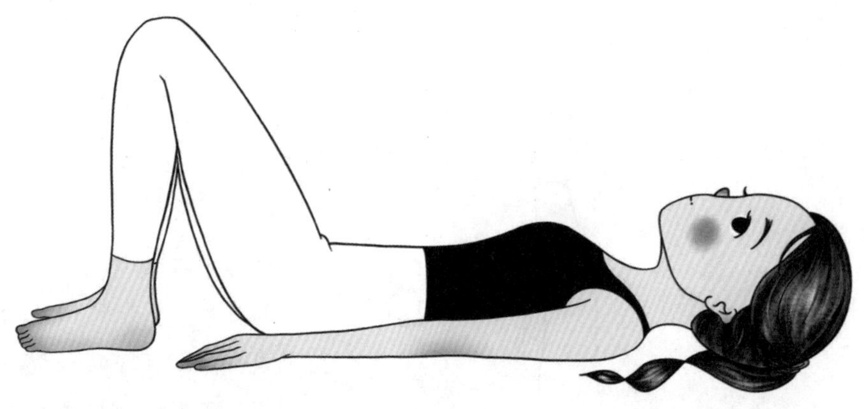

1 仰卧位，屈膝，双脚脚跟尽量靠近臀部，双手掌心朝下自然放于身体两侧，靠近双脚。

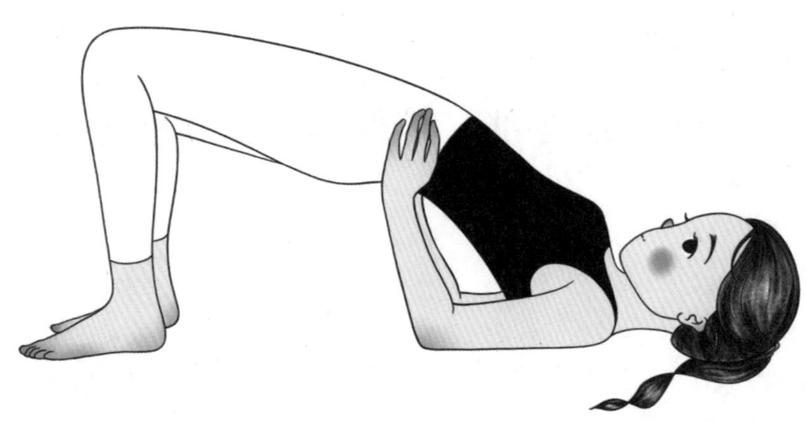

2 吸气，然后双手托腰，双肘撑地，缓慢抬起上半身、臀部及大腿。支撑力量集中于双肩和双脚。

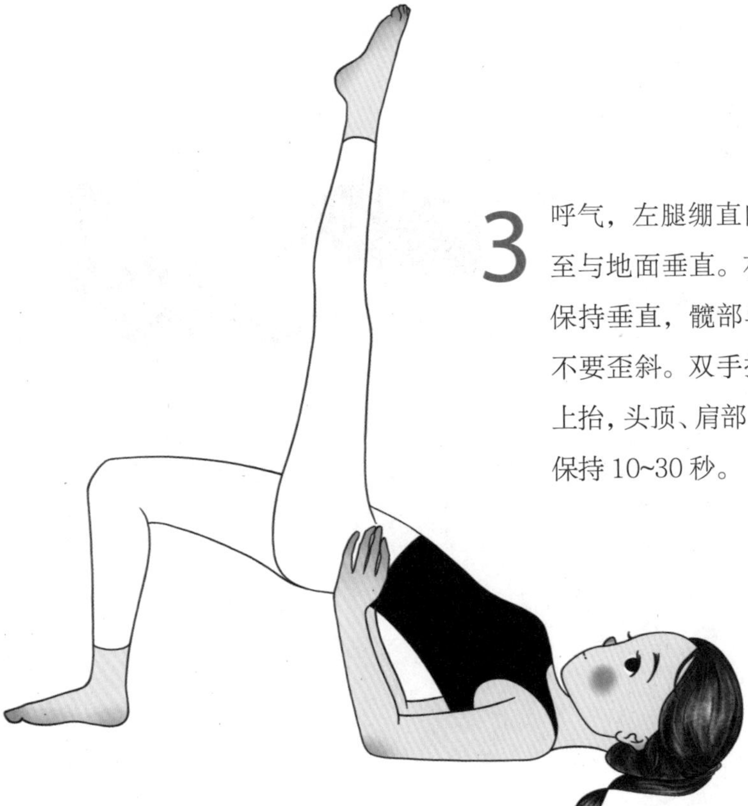

3 呼气，左腿绷直向上伸展，直至与地面垂直。右大腿和小腿保持垂直，髋部与地面平行，不要歪斜。双手扶腰部尽量往上抬，头顶、肩部、肘部都贴地。保持 10~30 秒。

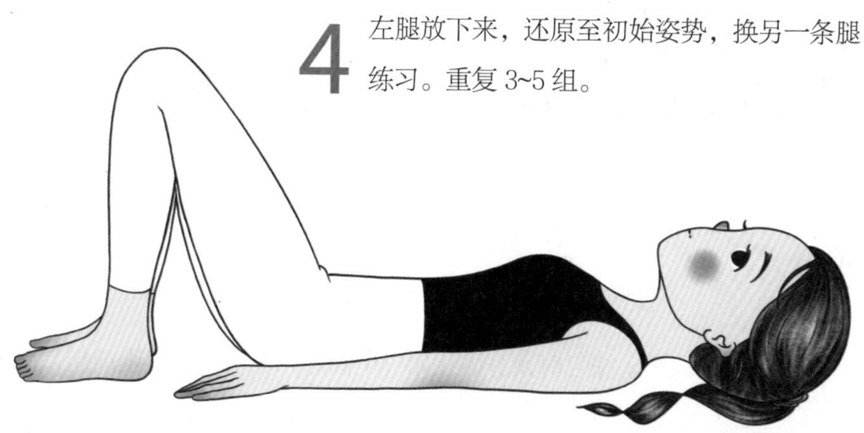

4 左腿放下来，还原至初始姿势，换另一条腿练习。重复 3~5 组。

呼吸要点：

单腿抬起、落回时呼气，感受腰腹部和大腿的力量。

体式功效：

- 锻炼腰腹部力量，平坦小腹，改善新陈代谢。
- 灵活脊椎，强健后腰、髋部力量。
- 收紧臀部肌肉，伸展髋关节，塑造翘臀。
- 强壮腿部肌肉，促进膝关节、踝关节血液循环。

注意事项

练习时用手扶腰以支撑全身，髋部与地面平行，不要歪斜。抬起的那条腿向上伸直且垂直于地面。屈膝的大腿和小腿保持垂直。中间休息时可后腰贴地。

摇摆式
——拉伸腰腹部，加强大腿力量

体式介绍：

该体式难度不太大，练习时，身体犹如一个圆球，在同一直线上前后来回地滚动。

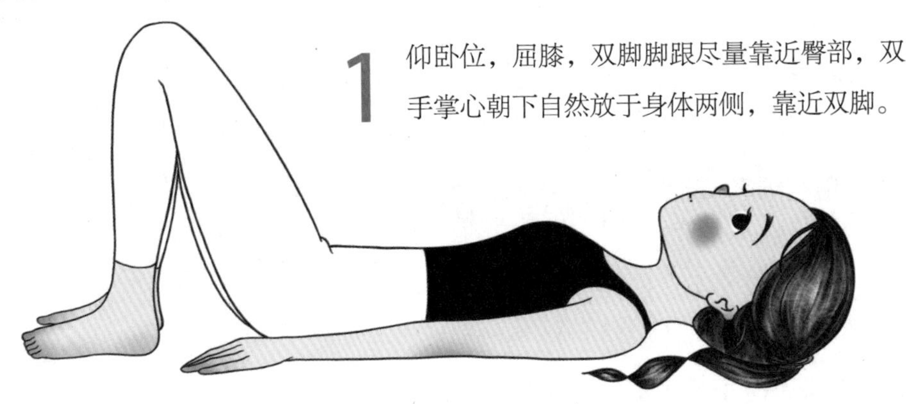

1 仰卧位，屈膝，双脚脚跟尽量靠近臀部，双手掌心朝下自然放于身体两侧，靠近双脚。

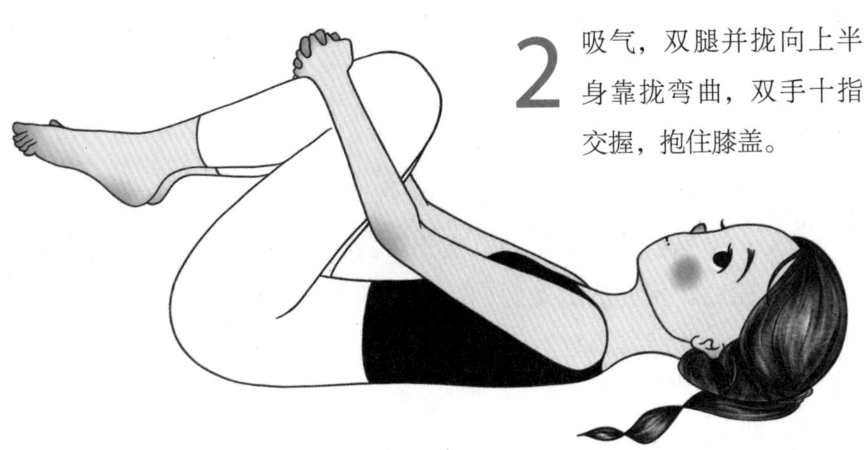

2 吸气，双腿并拢向上半身靠拢弯曲，双手十指交握，抱住膝盖。

3 呼气，用腹肌的力量带动头部、上身离地，身体尽量向前倾，双大腿尽量向胸部靠拢，整个身体只有臀部着地。

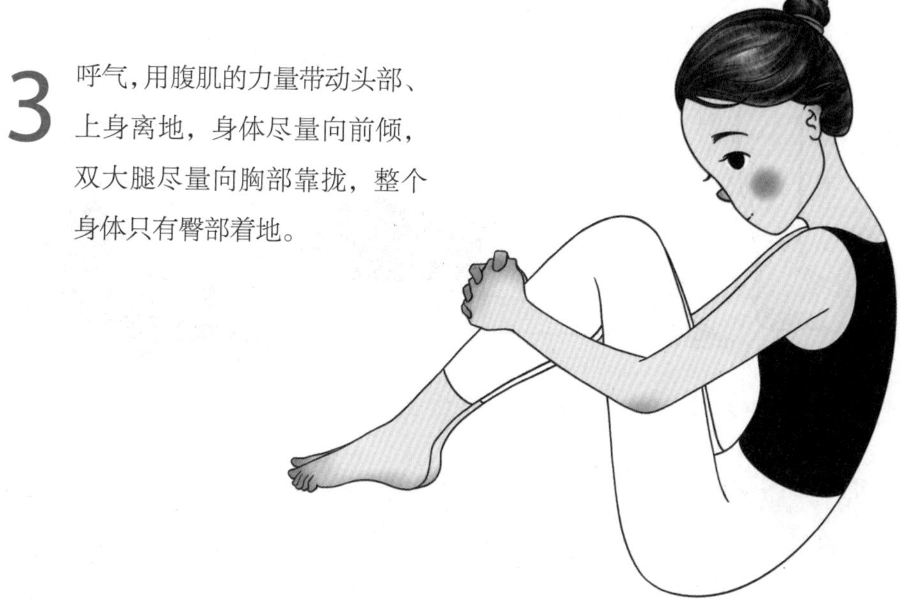

4 呼吸和放松身体，身体前后摇摆。重复摇摆动作 3~5 次。

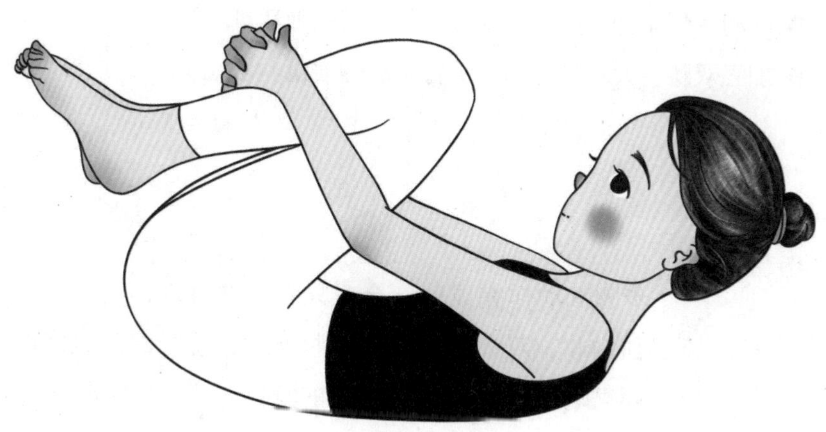

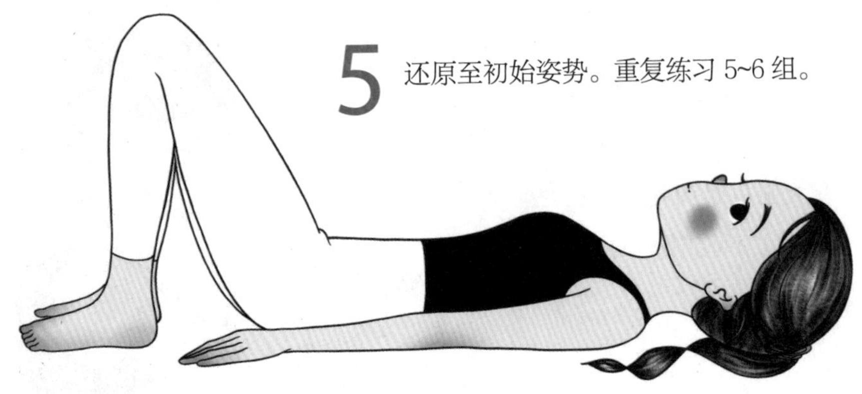

5 还原至初始姿势。重复练习 5~6 组。

呼吸要点：

保持自然呼吸即可，感受背部的按摩和拉伸。

体式功效：

- 加强按摩腹部，紧实腰腹，消减腰腹脂肪。
- 活动后腰和骨盆关节，刺激肺部，增强肺活量。
- 加强双膝、大腿、背部、手臂肌肉的力量。

注意事项

步骤 3 动作完成时，全身只有臀部着地，头向下垂，下巴往内收，双大腿尽量往胸腹靠拢，感受腹部肌肉的收缩。摇摆动作时，控制住自己的身体，头、脚尖都不触碰地面。

七、瑜伽倒立后弯体位

单腿倒立式
——清醒头脑，红润面部，增加肺活量

体式介绍：

这个体式是头倒立式的简化瑜伽体位。从跪姿开始，然后上半身前倾，头部触地，双手抱头，伸直双腿，让上半身与地面垂直，最后抬起另一条腿即可。

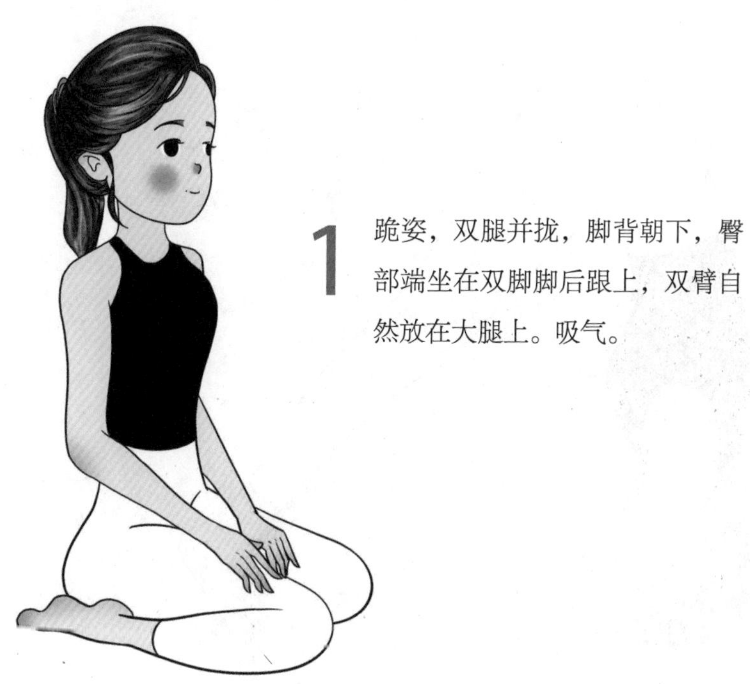

1 跪姿，双腿并拢，脚背朝下，臀部端坐在双脚脚后跟上，双臂自然放在大腿上。吸气。

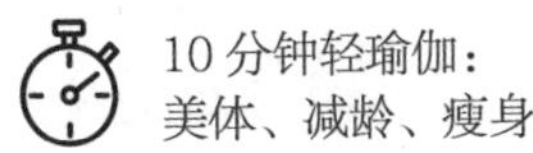

2 呼气，上半身前屈，双手抱头，额头触地，两臂屈肘分开与肩同宽。吸气，臀部抬高。

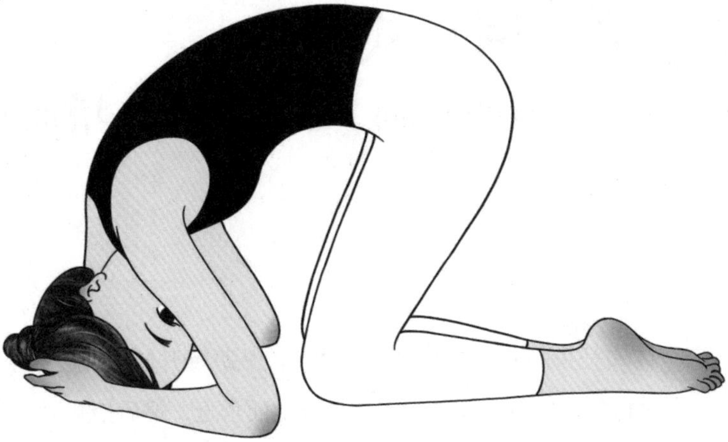

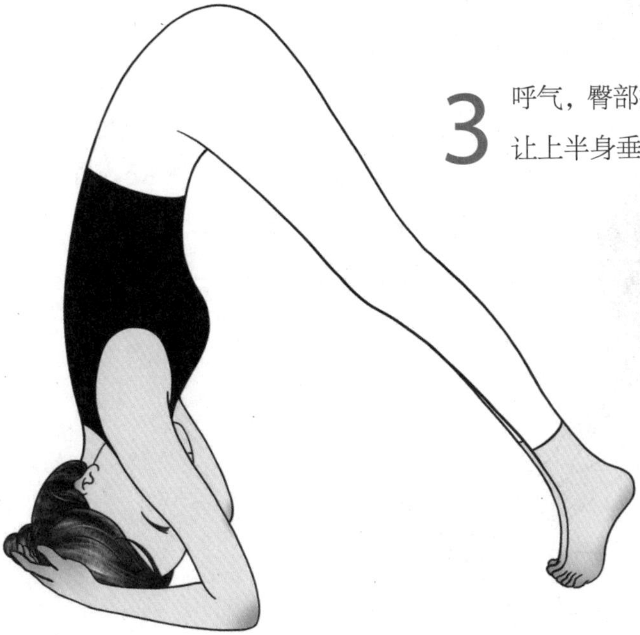

3 呼气，臀部抬起，双腿伸直向前，让上半身垂直于地面，脚尖点地。

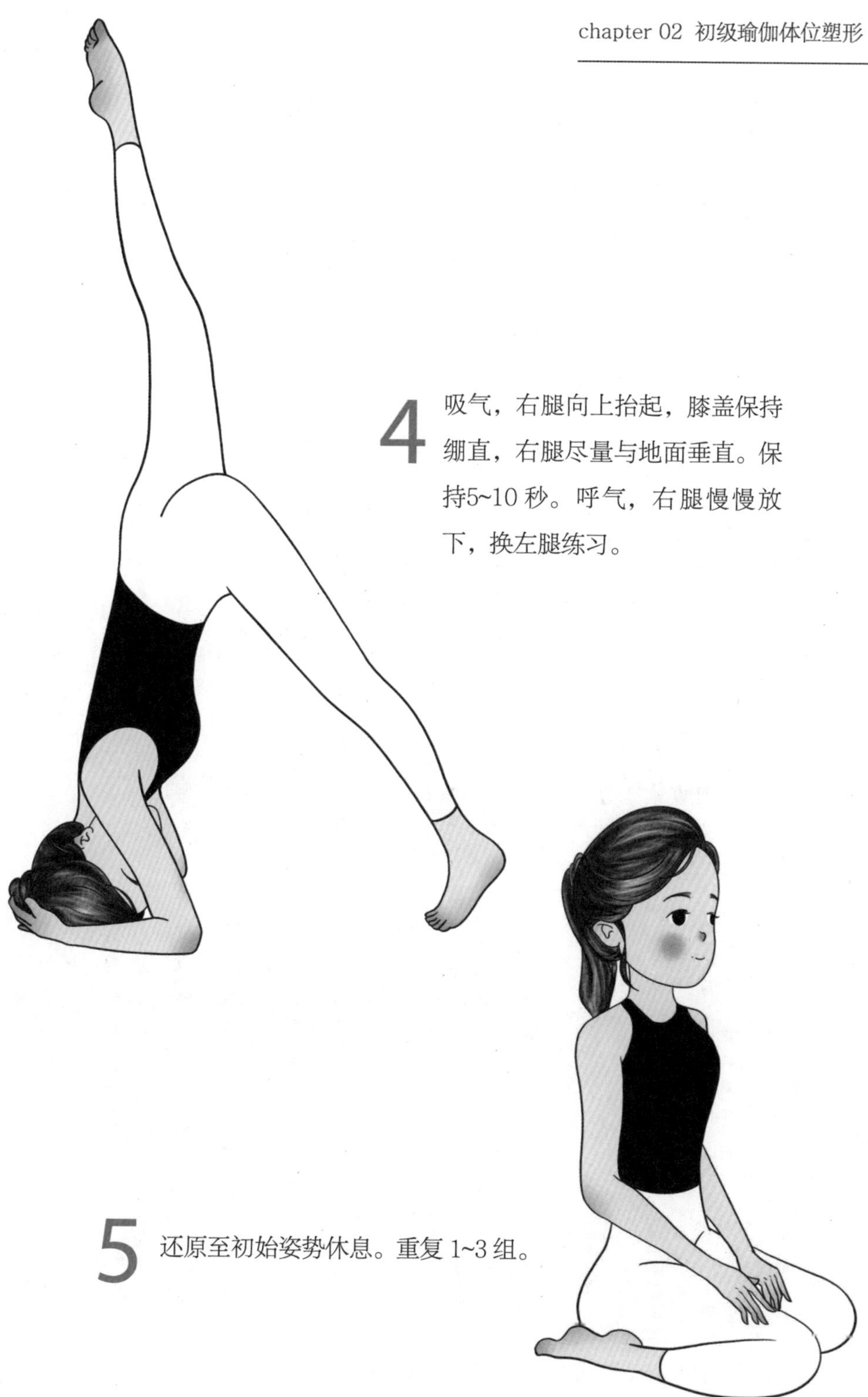

4 吸气，右腿向上抬起，膝盖保持绷直，右腿尽量与地面垂直。保持5~10 秒。呼气，右腿慢慢放下，换左腿练习。

5 还原至初始姿势休息。重复 1~3 组。

呼吸要点：

抬腿时吸气，落腿时呼气。意识集中在双腿的充分伸展上。

体式功效：

- 使血液涌入头部，补养大脑和面部，使头脑清醒。
- 加强颈部、肩膀、背部、腿部、手臂肌肉的力量。
- 增强肺部功能，增加肺活量。

注意事项

练习时，双腿充分伸直，感受腹部肌肉用力，颈部肌肉收紧。切勿随意转动头部，否则容易扭伤颈椎。

肘倒立一式
——扩展胸肺部，滋养面部，伸展脊椎

体式介绍：

肘倒立体式动作的身体重心最后落于双肘，练习难度也很大，可锻炼胸肺部、脊椎、腹部，加快头面部血液循环。

1 仰卧位，双腿伸直并拢，双手掌心贴地，自然贴放在身体两侧。

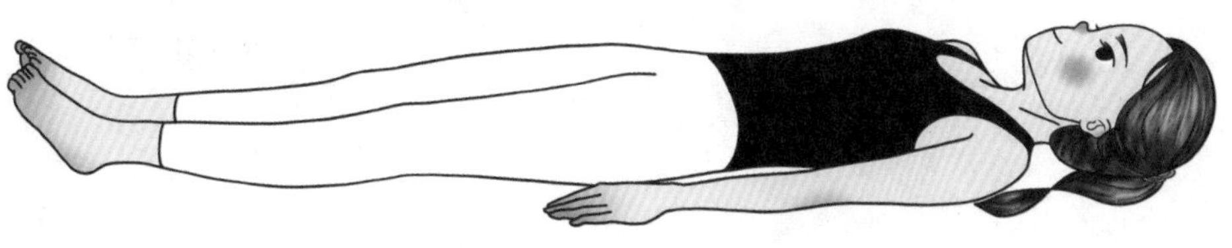

2 呼气，弯曲双膝，双脚后跟尽量靠近臀部，双手掌心朝下放在头两侧的地上，指尖指向双肩的方向。

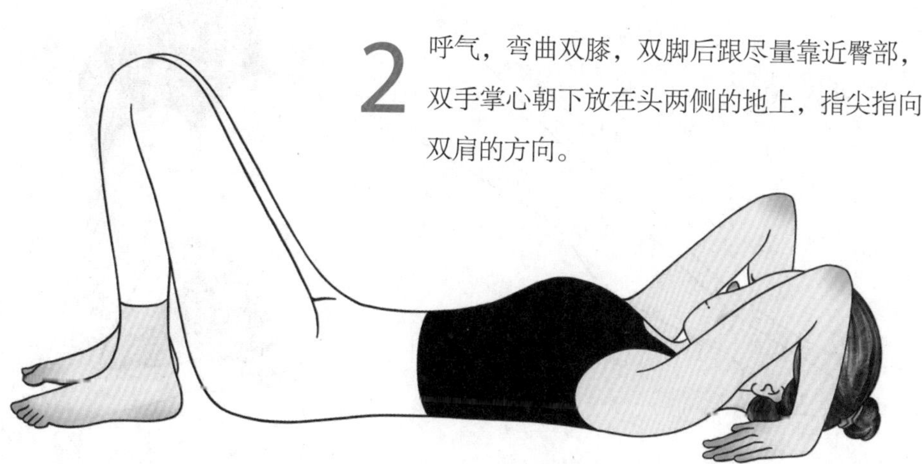

3 吸气，中间躯干向上抬起，双腿、臀部、背部和头部形成拱形。头部向后仰，使前额触地。屈肘的双小臂贴地。头顶在双掌之间。

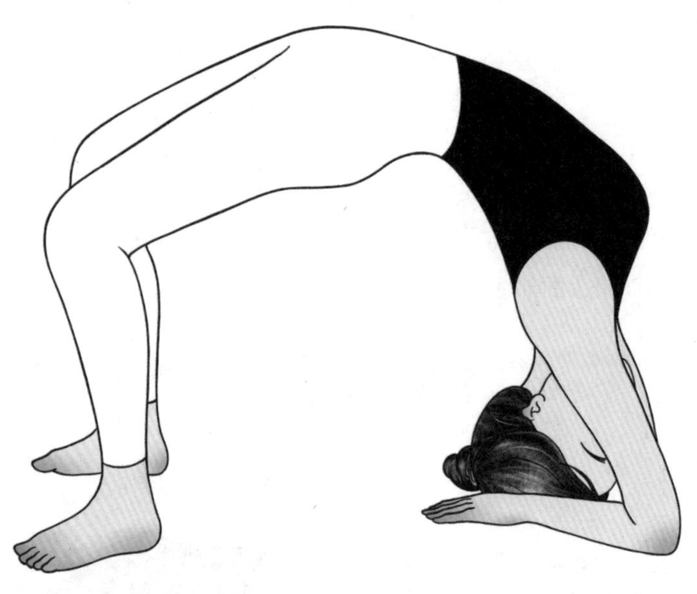

4 呼气，双腿向前伸直。保持 5~10 秒。

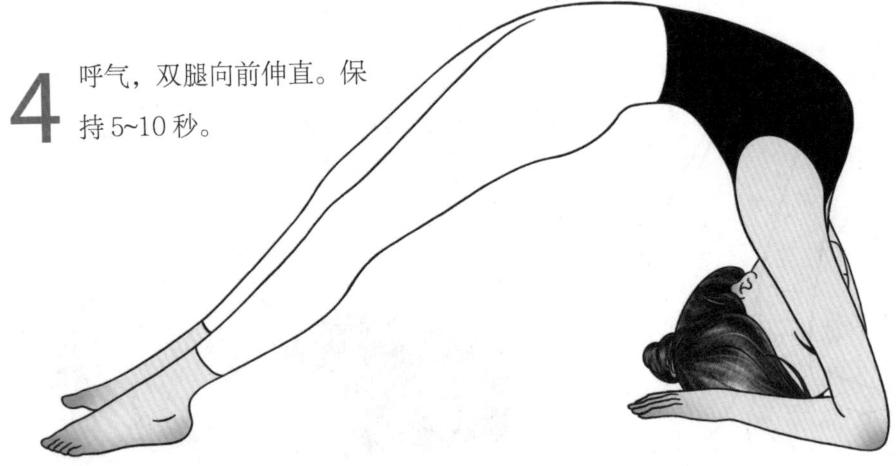

5 身体还原至初始姿势。重复 1~2 组。

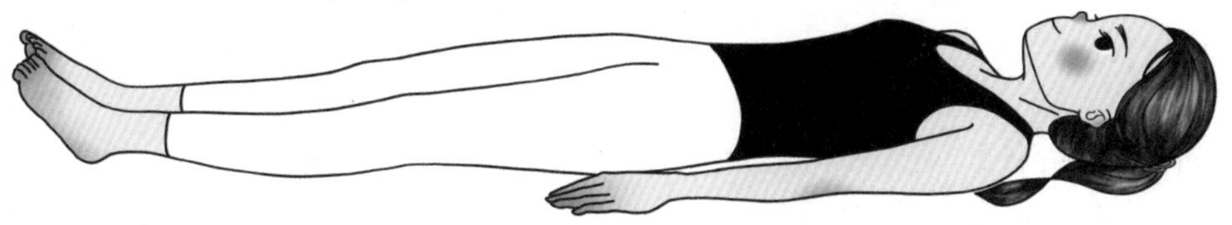

呼吸要点：

整个练习过程中，保持自然、均匀的呼吸。感受背部的紧张和腹部的拉伸。

体式功效：

- 扩展胸肺部，增加肺活量，挺拔胸姿。
- 充分伸展脊椎，保持柔韧性。
- 增强腹部各肌肉群，减少腹部及前臂、小腿脂肪。
- 活跃臀肌，活络全身气血，美化身体曲线。

注意事项

如果无法保持腰部抬高的动作，可让人帮忙扶住腰部两侧完成练习。最后的动作完成后感受臀肌夹紧，肛门缩紧，腰尽量向上推。

肘倒立变体二式
——扩展胸肺部，滋养面部，伸展腿部

体式介绍：

在肘倒立一式的基础上演变而来，加上了将一条腿竖直上举，单腿落地的动作。

1 仰卧位，双腿伸直并拢，双手掌心贴地，自然贴放在身体两侧。

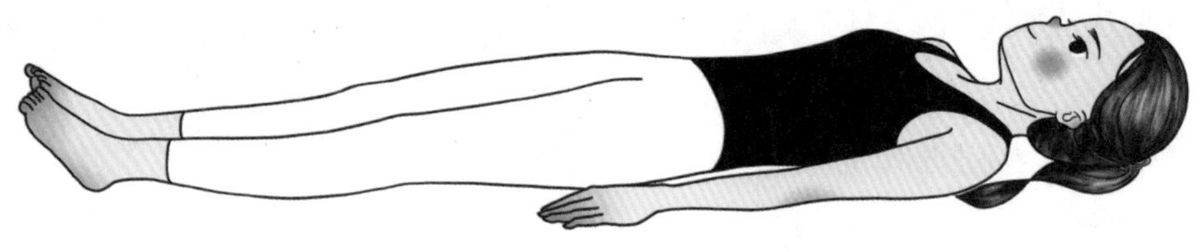

2 呼气，弯曲双膝，双脚后跟尽量靠近臀部，双手掌心朝下放在头两侧的地上，指尖指向双肩。

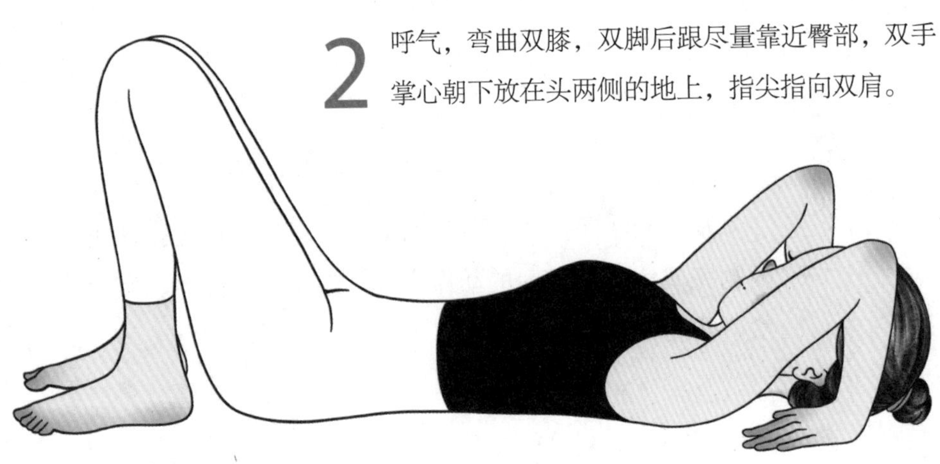

3 吸气，中间躯干向上抬起，双腿、臀部、背部和头部形成拱形。头部向后仰，使前额触地。屈肘的双小臂贴地。头顶在双掌之间。

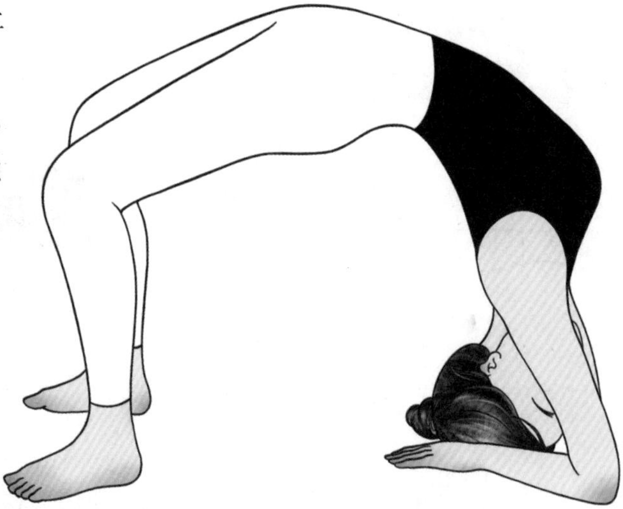

4 呼气，双腿伸直。吸气，左腿竖直上举，左脚绷直，脚尖朝上伸展。保持 5~10 秒。

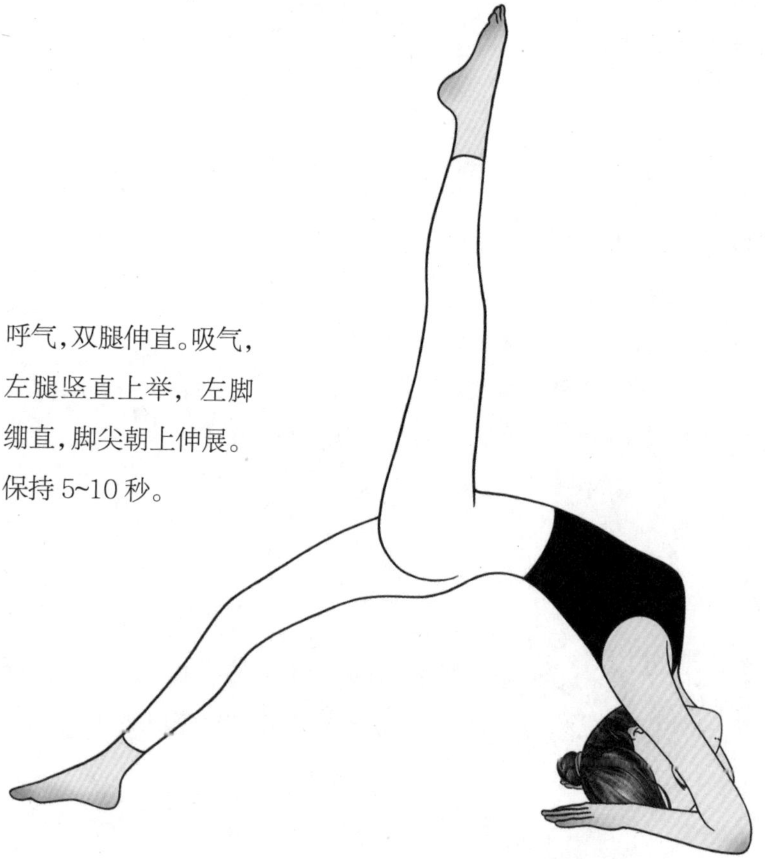

5 呼气，左腿落地，还原至初始姿势。可换另一侧练习。

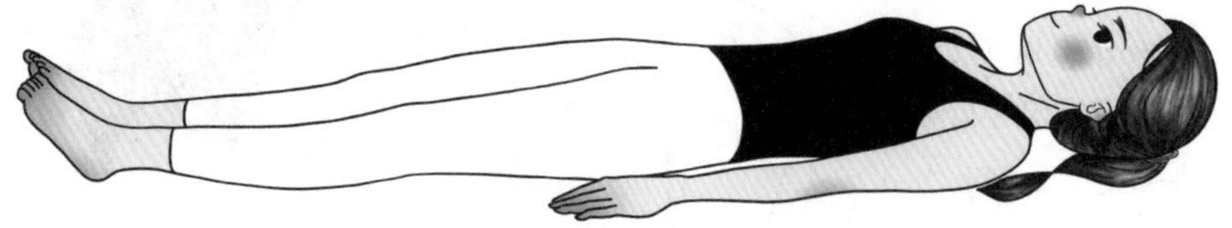

呼吸要点：

吸气时，腰部向上抬起，单腿向上伸展。 感受背部的紧张、腹部的拉伸和单腿的伸展。

体式功效：

- 伸展双腿，美化腿部线条。
- 扩展胸肺部，增加肺活量，挺拔胸姿。
- 充分伸展脊椎，保持柔韧性。
- 增强腹部各肌肉群，减少腹部及前臂、小腿脂肪。
- 活跃臀肌，活络全身气血，美化身体曲线。

注意事项

如果无法保持腰部抬高的动作，可让人帮忙扶住腰部两侧完成练习。最后的动作完成后感受臀肌夹紧，肛门缩紧，腰尽量向上推，上举的腿要绷直。

肩倒立式
——促进头部血液流动，收缩腹部

体式介绍：

这个体式中，全身向上伸展，仅靠上臂、肩膀和颈部支撑整个身体的重量。

1 仰卧位，双腿伸直并拢，双手掌心贴地，自然贴放在身体两侧。

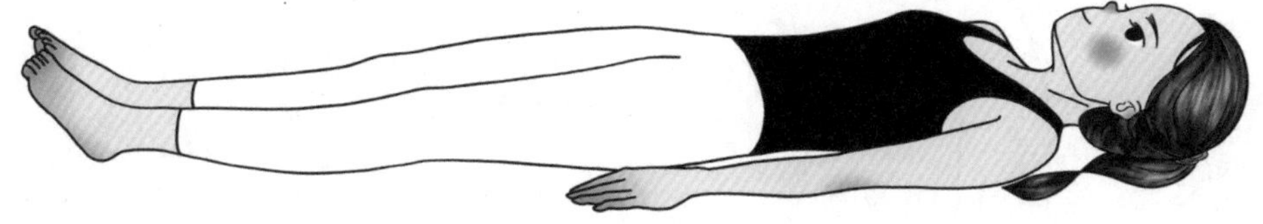

2 吸气，双手按压地面，向上抬起双腿，背部逐渐抬离地面，双腿绕过头顶使双脚触地。

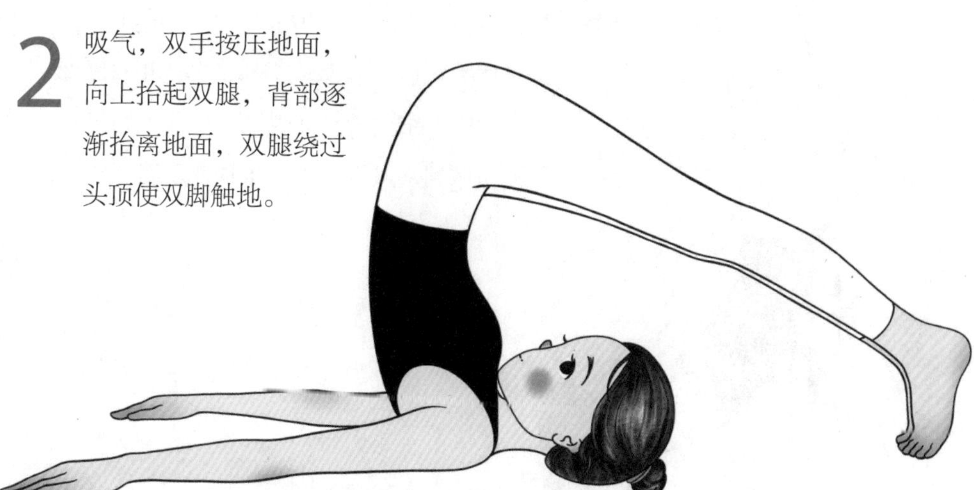

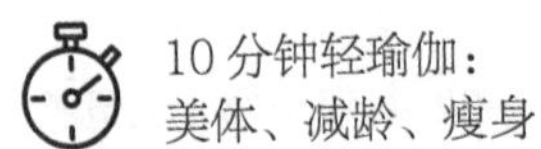

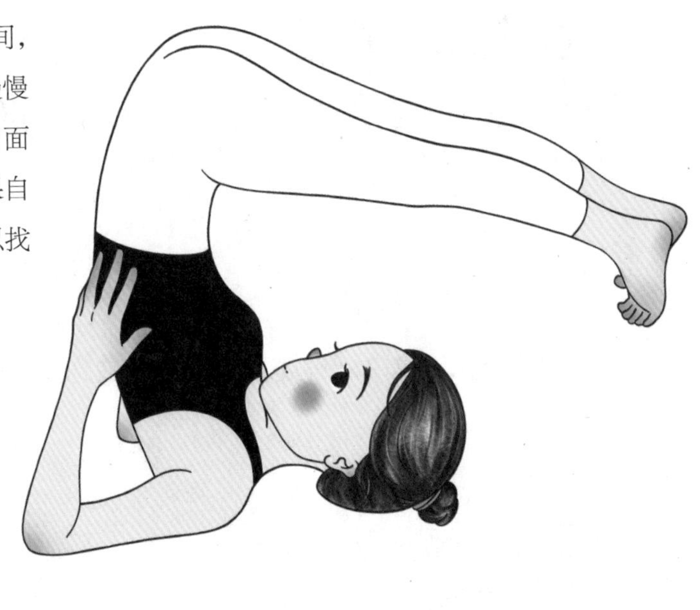

3 双手抬起扶在腰间，呼气，双腿离地慢慢向上抬至约与地面平行的位置。如果自己无法做到，可以找人帮助扶住双腿。

4 吸气，向上伸直双腿，脚尖绷直向上伸展，腰背、臀、双腿与地面保持垂直。整个身体力量放在肩部、头部、上臂和双肘部位，收下巴抵锁骨。保持5~10 秒。如果自己无法做到，可以找人帮忙扶住双腿。

5 还原至初始姿势，重复 1~2 组。

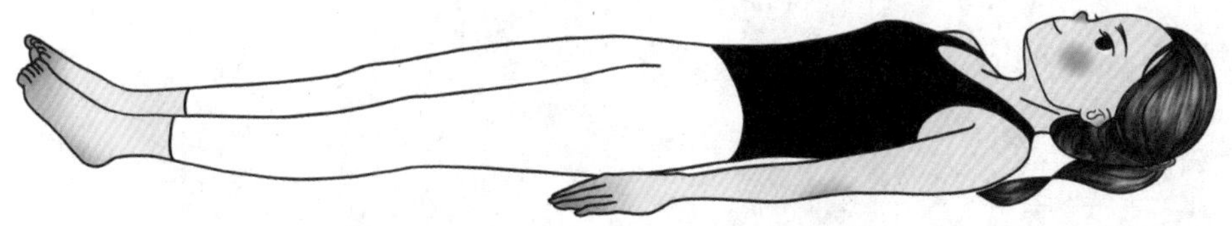

呼吸要点：

吸气时向上抬腿，呼气时双腿离地，身体还原。感受身体倒转时甲状腺处受到的挤压。

体式功效：

- 能够加快头部血液循环，活跃颈部及大脑，滋养面部皮肤。
- 收缩腹肌，消减腹部脂肪，缓解腹部器官下垂。
- 活动手臂关节，减轻腿、脚浮肿及盆腔充血。

注意事项

初级入门瑜伽练习者很难做到倒立，如果想练习可以先靠着墙壁，逐步掌握这个体式。整个身体的重量都集中于上臂、肩部和颈部支点，身体与地面垂直，双腿并拢、脚背绷直，收紧腹部。严重颈椎病、高血压患者和处于生理期的女性都不宜练习。

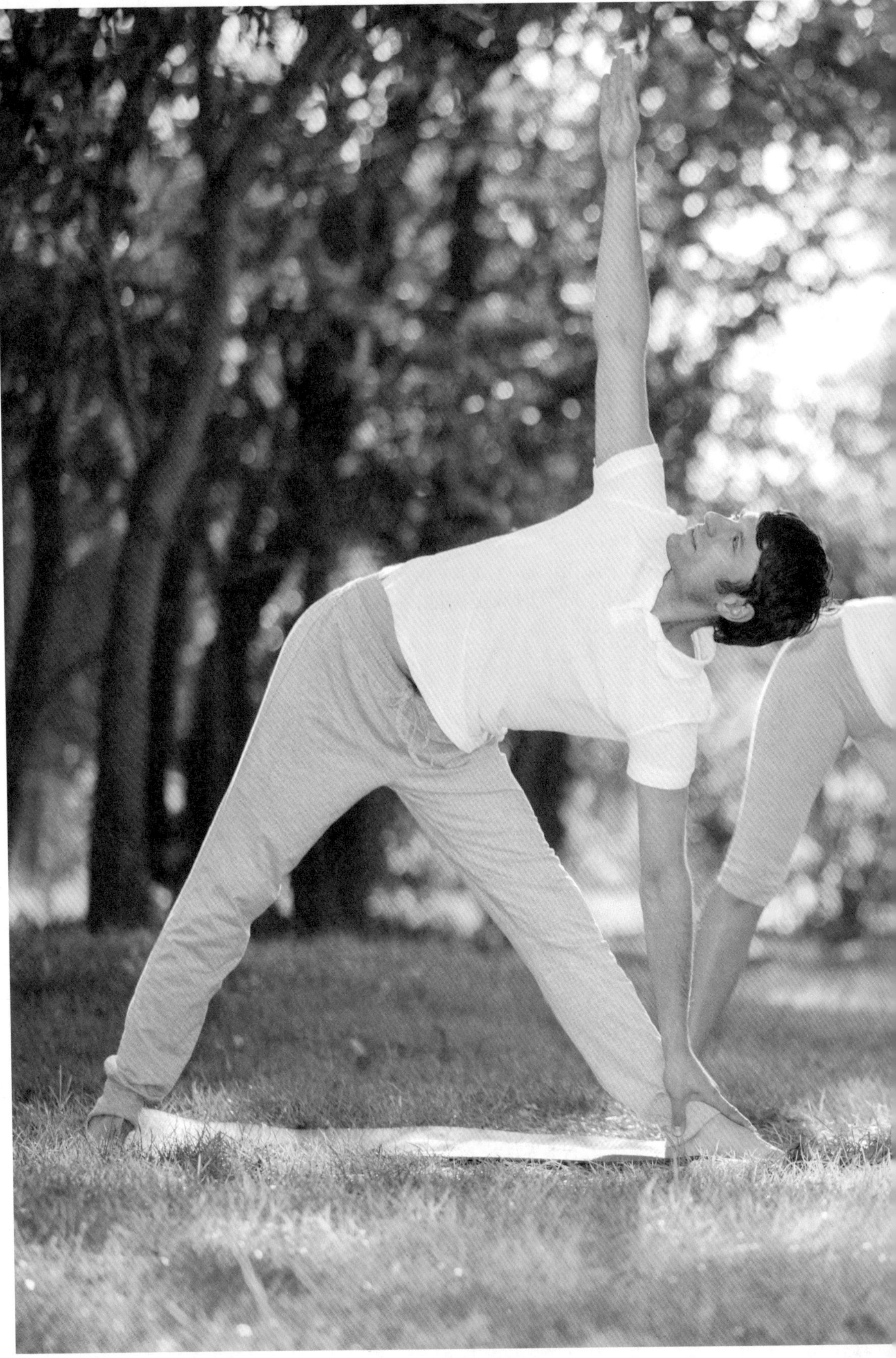

chapter 03

轻瑜伽，全方位美体瘦身

女性天生爱美，蝴蝶臂、下垂胸、鲔鱼肚、萝卜腿、驼背熊腰却让女性备受困扰。瑜伽不仅是一项全身有氧运动，还可以局部减脂和塑形，紧致脸部、修长颈部、纤臂美腿、收腹瘦腰、开肩美背、丰胸提臀……本章特意精选了适合局部减脂瘦身的瑜伽体位，每日坚持练习瑜伽10分钟，助您美体瘦身。

一、脸部紧致，重塑轮廓

侧角扣手式

常见的瑜伽体式。难度适中，幅度也不算很大，对面部、背部、腰部、大腿、手臂都可以起到不错的锻炼效果。

体式功效：

- 加快脸部血液循环。
- 紧致面部皮肤。
- 消减背腰部及大腿、手臂等处的脂肪。

呼吸要点：

举起手臂时吸气，俯身时呼气，保持呼吸深长均匀。充分体会背部伸展、腿部拉伸的感觉。

注意事项

练习此式时，先稳定脚掌，再伸直双腿，不要向前弯。手臂固定在一条直线上，侧弯时，向上延伸的手臂起到向上的拉伸力，重量落在侧腰上。头部与脊椎在一条直线上。练习时可感到面颈部肌肉拉紧。腿部保持伸直，尽力将上半身向下压。这个动作容易出现的错误姿势是上身前倾、头部下垂，使人感觉呼吸不畅，各部位伸展不到位，应正确旋转脊柱，打开肩部。

动作要点：

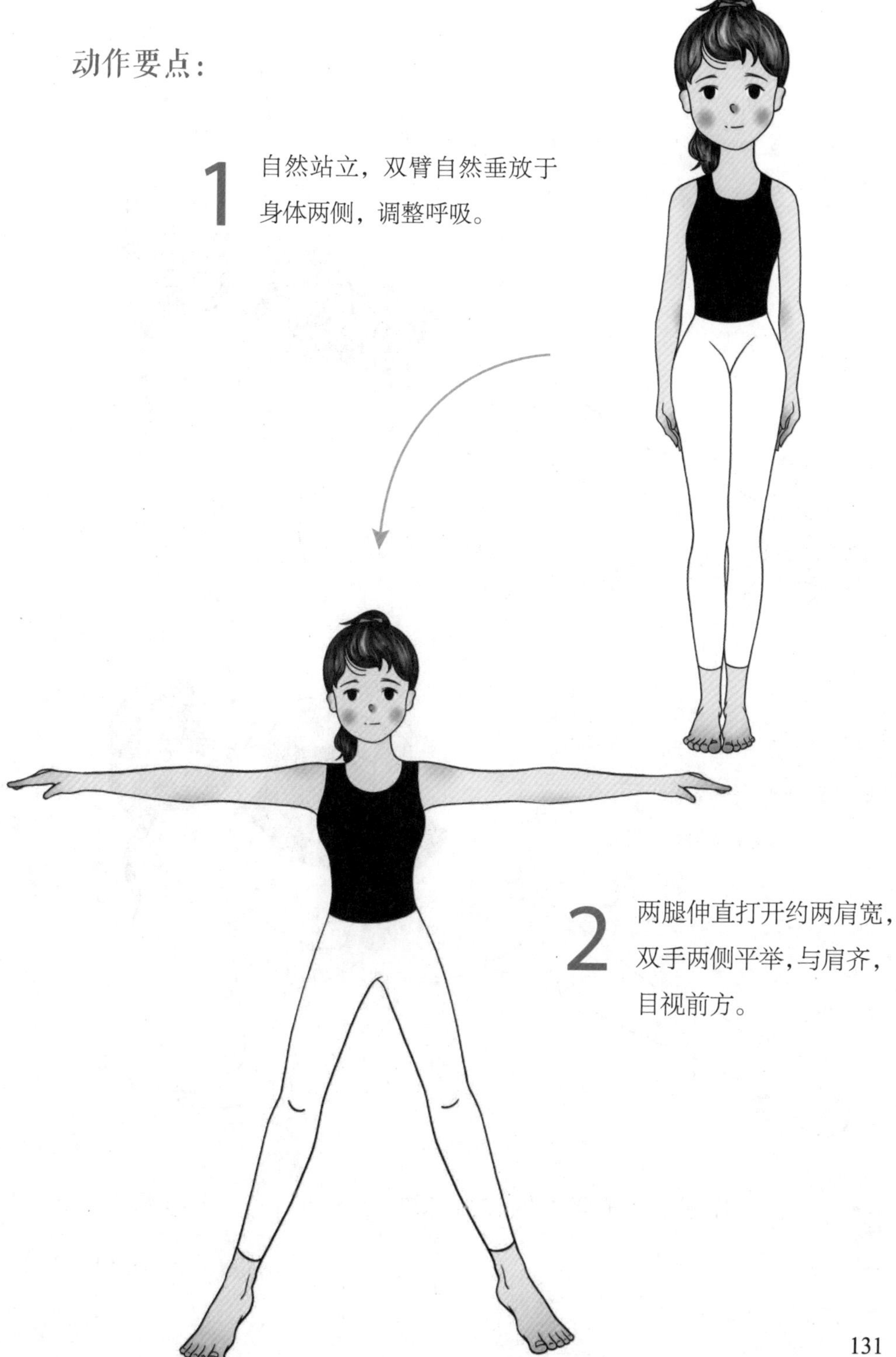

1 自然站立，双臂自然垂放于身体两侧，调整呼吸。

2 两腿伸直打开约两肩宽，双手两侧平举，与肩齐，目视前方。

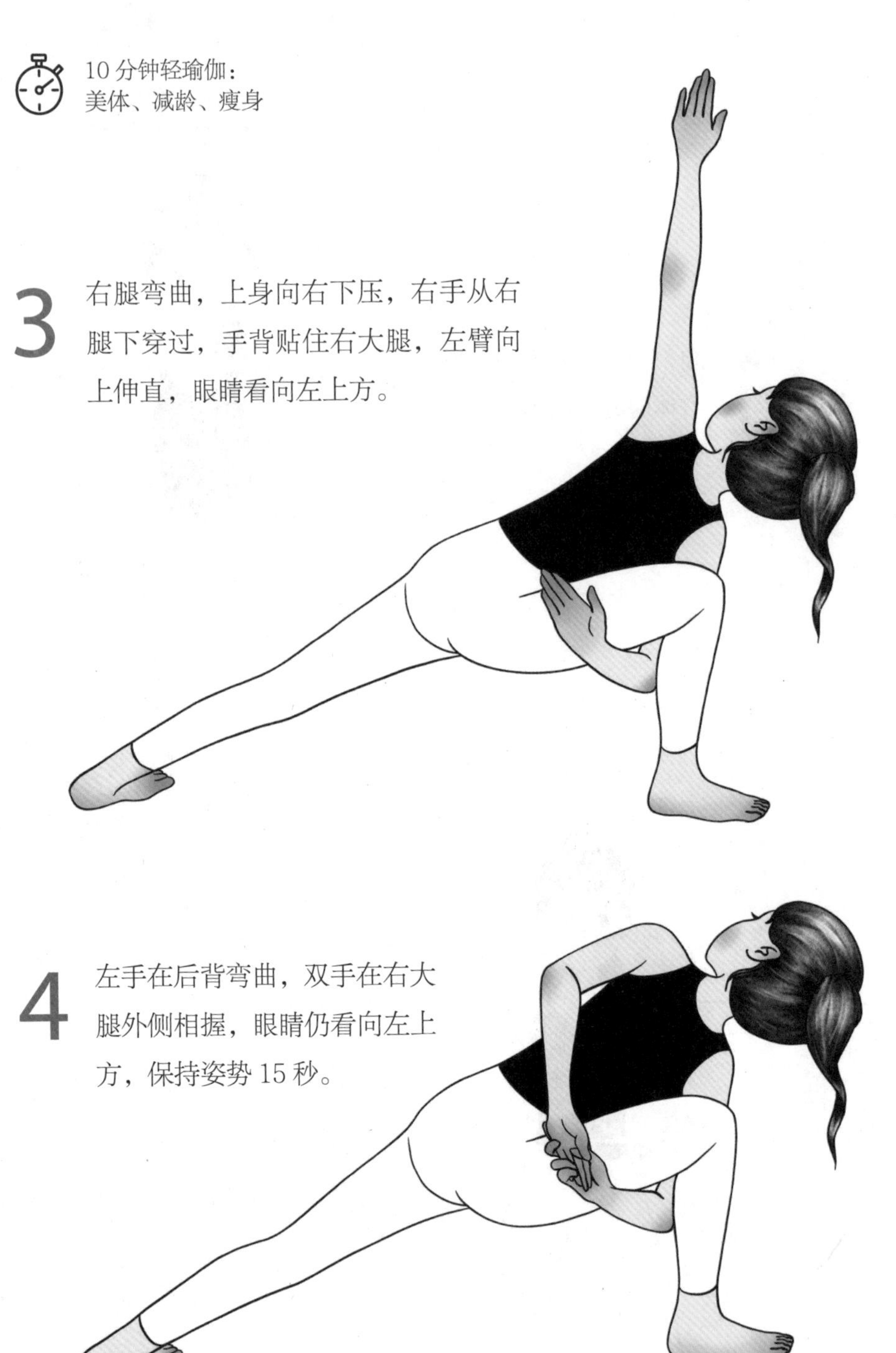

3 右腿弯曲，上身向右下压，右手从右腿下穿过，手背贴住右大腿，左臂向上伸直，眼睛看向左上方。

4 左手在后背弯曲，双手在右大腿外侧相握，眼睛仍看向左上方，保持姿势15秒。

5 双手缓慢放开，上半身慢慢回正，休息10秒后，换另一侧重复相同动作。重复3~5组。

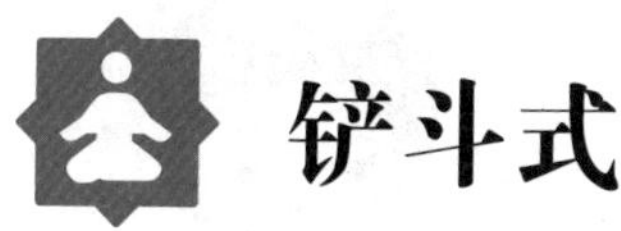

铲斗式

该体式重在感受背部伸展、双腿后侧延伸力量。身体向前弯曲，双手尽量穿过两腿间，增强腹部力量。

体式功效：

- 加快头面部血液循环，缓解面部水肿，紧致面部。
- 有利于柔软背脊神经，消除疲劳。
- 可伸展背髋部肌肉，促进肩颈及胸腹腔的血液循环，拉伸上下肢韧带肌肉。

呼吸要点：

该体式举手臂时吸气，身体前屈时呼气，身体向上回到直立时吸气。

注意事项

练习时背部挺直，颈部放松低垂，不要绷紧往上抬，否则有损伤风险。患有眩晕症、高低血压、颈椎病、腰椎病者，头部有创伤者及女性经期，忌练该体式。

动作要点：

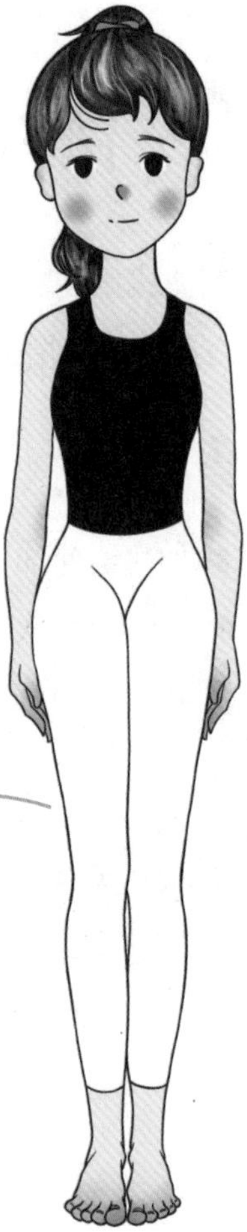

1 自然站立，双臂自然垂放于身体两侧，调整呼吸。

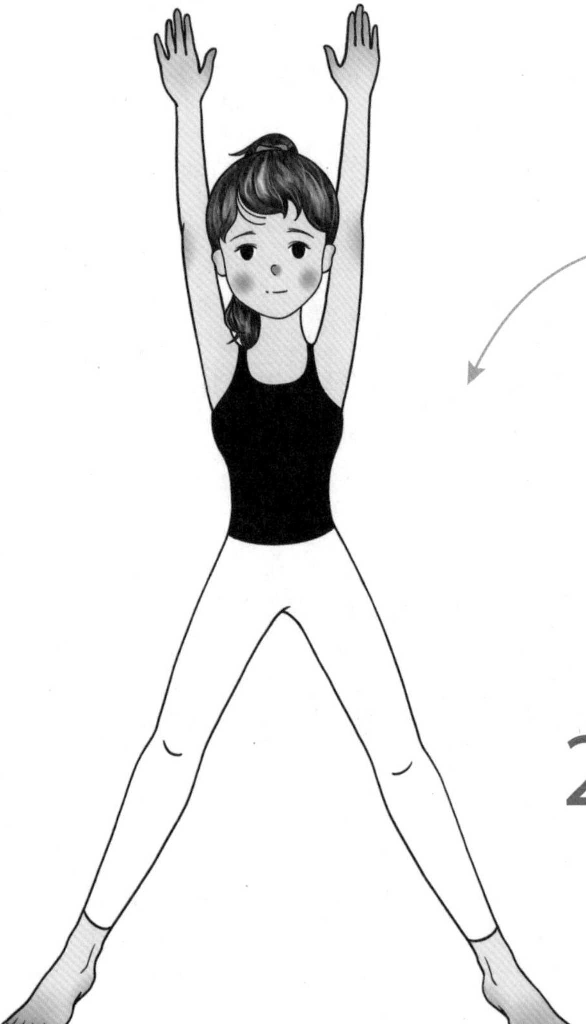

2 吸气，双脚打开距离约两肩宽，双臂伸直举过头顶，掌心朝前，背部挺直。

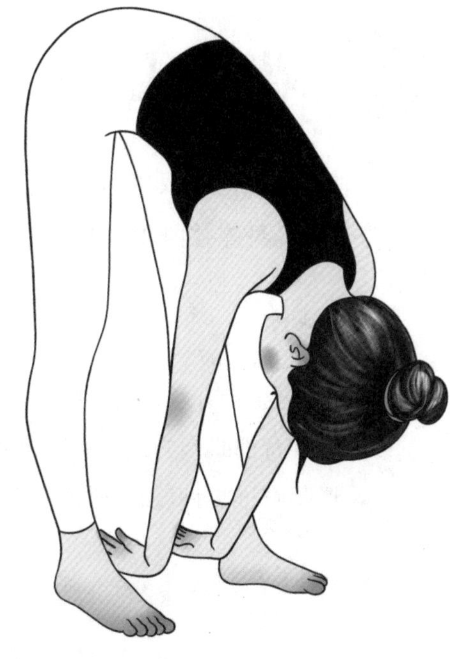

3 慢慢呼气，双臂向前压，上身向前下方弯曲，颈部放松低垂，双手尽量穿过两腿。

4 吸气，双臂再向前摆动，前后自然摆动 4~6 次。

5 呼气，还原至挺身站立双臂高举的状态，可重复上述动作 2~3 组。最后呼气，手臂放落两侧。

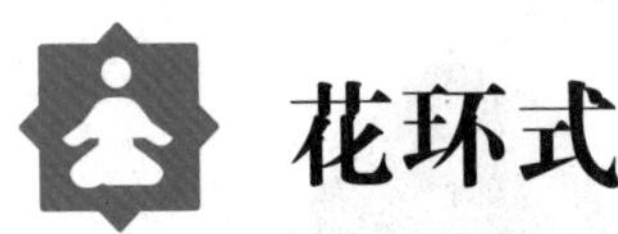

花环式

因该体式练习时双臂如同一个花环而得名。可增加面部供血量，滋养面部皮肤，提高身体柔韧性，缓解背痛。

体式功效：

- 加快全身血液循环，尤其是面部血管微循环，紧实滋养面部肌肤。
- 锻炼背部肌肉力量，有效缓解肩颈部疲劳。
- 增强脊椎柔韧度，按摩腹部器官，缓解消化不良。

呼吸要点：

在练习这个体式时，身体前屈时呼气，还原时吸气。感受身体前屈时腹部的压迫感，以及背部、肩胛骨处的紧张感。

注意事项

身体前倾动作不宜过快。胃及十二指肠溃疡患者、肠道不适者、孕妇等不适宜练习。

动作要点：

1 站姿。双腿伸直，两脚后跟靠拢，前脚尖分开，双臂自然垂放于身体两侧。

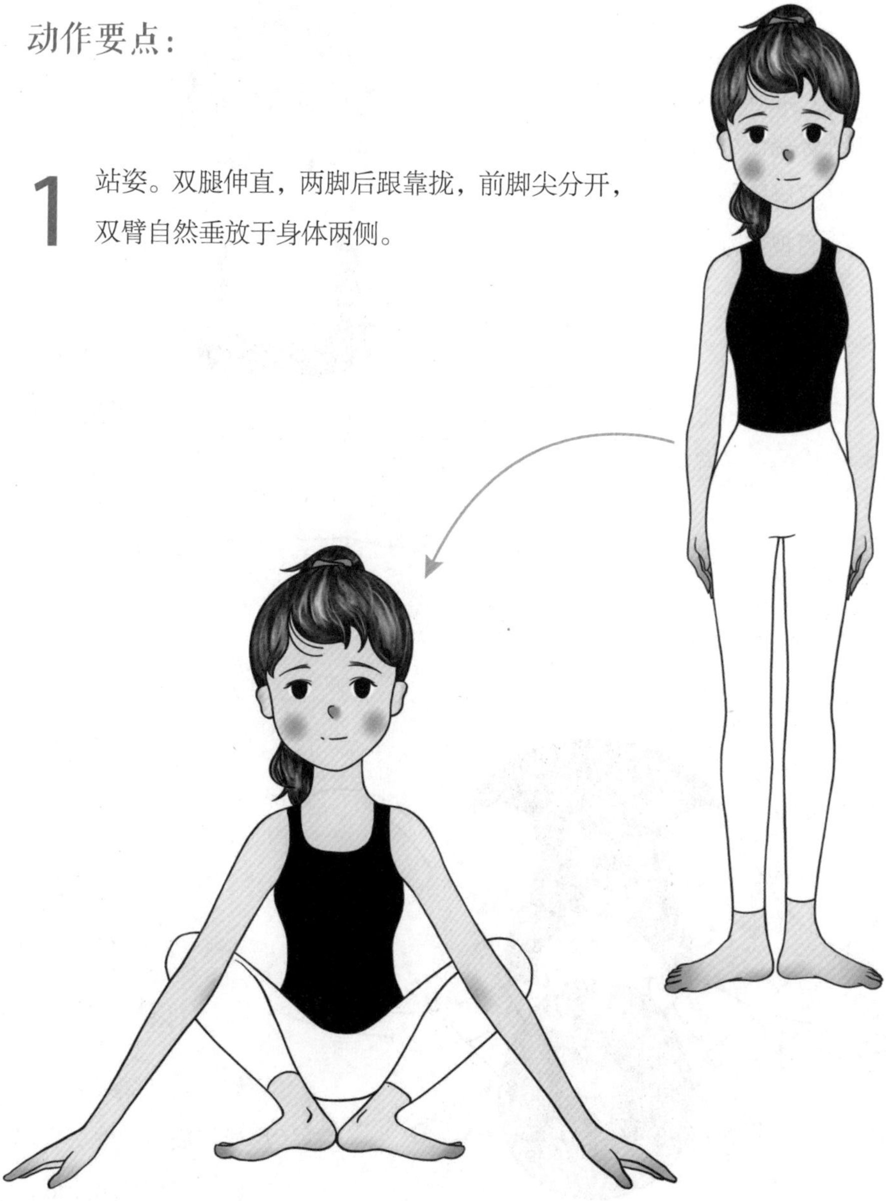

2 身体下蹲。双手向双膝两侧伸展，掌心向下，打开双膝，身体微微前倾，目视前方。

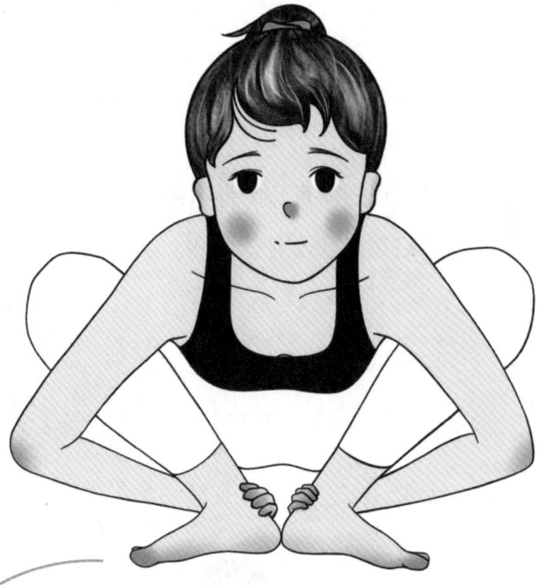

3 呼气，上身前屈，双臂由外环绕住小腿，双手抓住双脚脚踝，吸气抬头，目视前方。

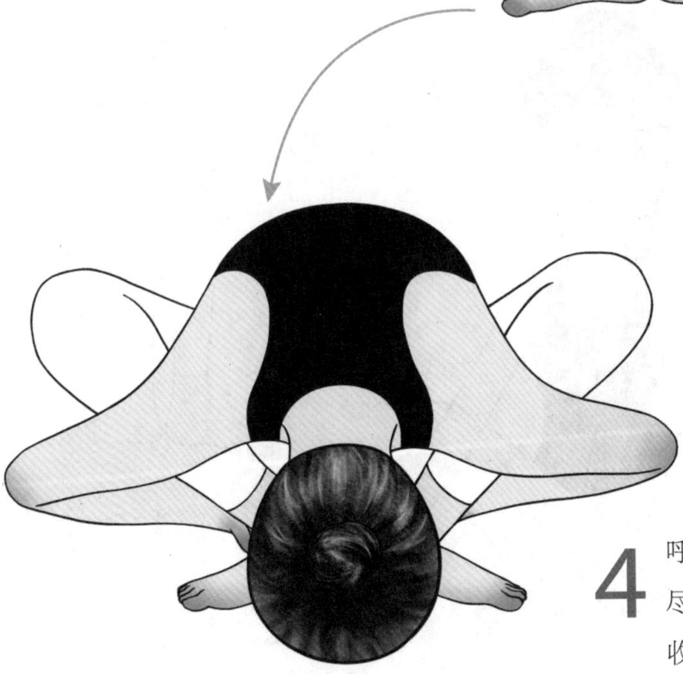

4 呼气，上身继续前屈，尽量将额头触地。吸气收腹，臀部往下压低，保持 10~30 秒。

5 呼气，全身放松，还原至初始姿势。重复 3~5 组。

二、修长颈部，舒缓颈椎

蜥蜴式

该体式因屈膝、抬高臀部、大腿与地面垂直的样子仿佛蜥蜴而得名。

体式功效:

- 修长颈部，拉伸背部，缓解头颈、肩背酸痛，有美肩作用。
- 加快头颈、肩背血液流动，促进身体代谢。
- 紧致腹部肌肉。

呼吸要点:

上身前屈时吸气，臀部下压时呼气，感受背部的拉伸。

注意事项

练习中，胸部要紧贴地面向前伸展，大臂肌肉收紧，臀部抬高时，尽量做到双腿与地面垂直，同时双膝并拢不要分开。心脏病和高血压患者不要练习。

动作要点：

1 采取俯卧式，下巴贴地面，双腿伸直并拢，双臂放于身体两侧，掌心朝下。

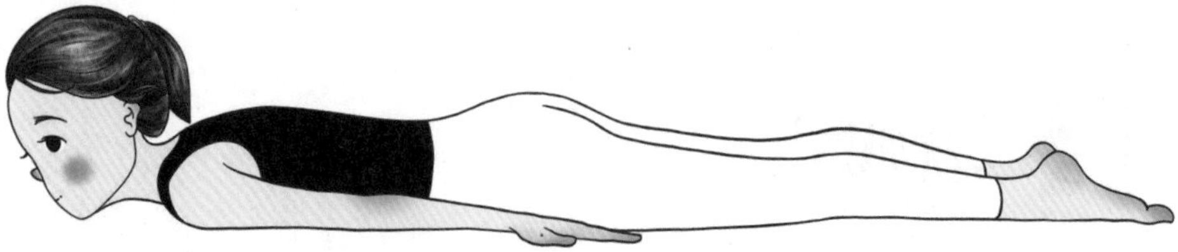

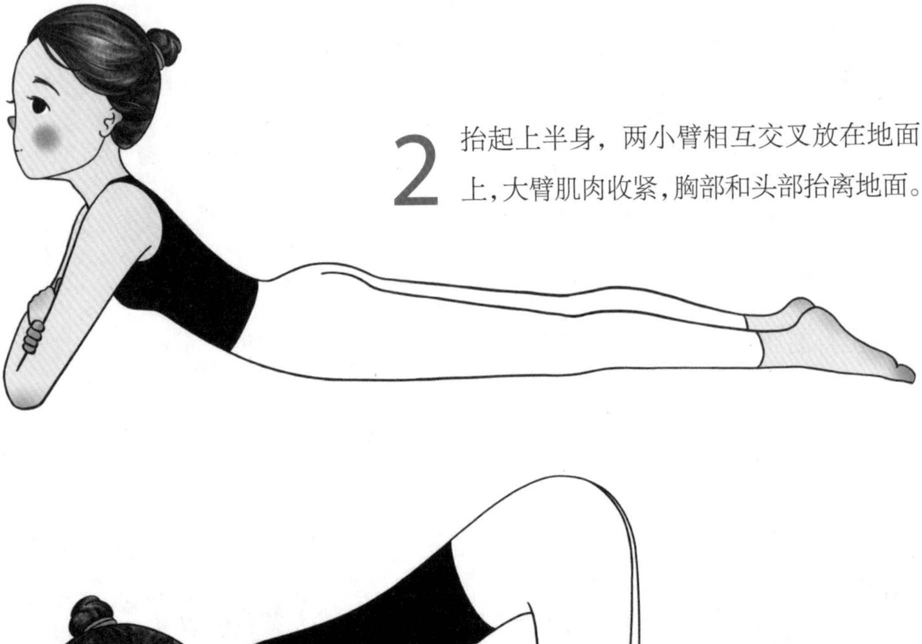

2 抬起上半身，两小臂相互交叉放在地面上，大臂肌肉收紧，胸部和头部抬离地面。

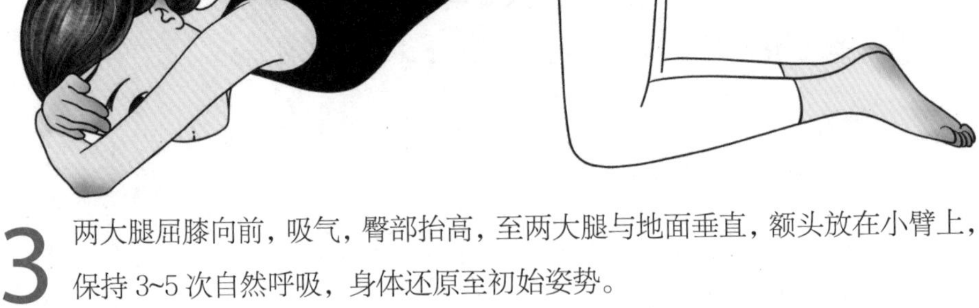

3 两大腿屈膝向前，吸气，臀部抬高，至两大腿与地面垂直，额头放在小臂上，保持 3~5 次自然呼吸，身体还原至初始姿势。

4 呼气，上半身向下压，胸尽量靠近地面，下巴贴地面，臀部继续抬高，保持姿势 10~20 秒。

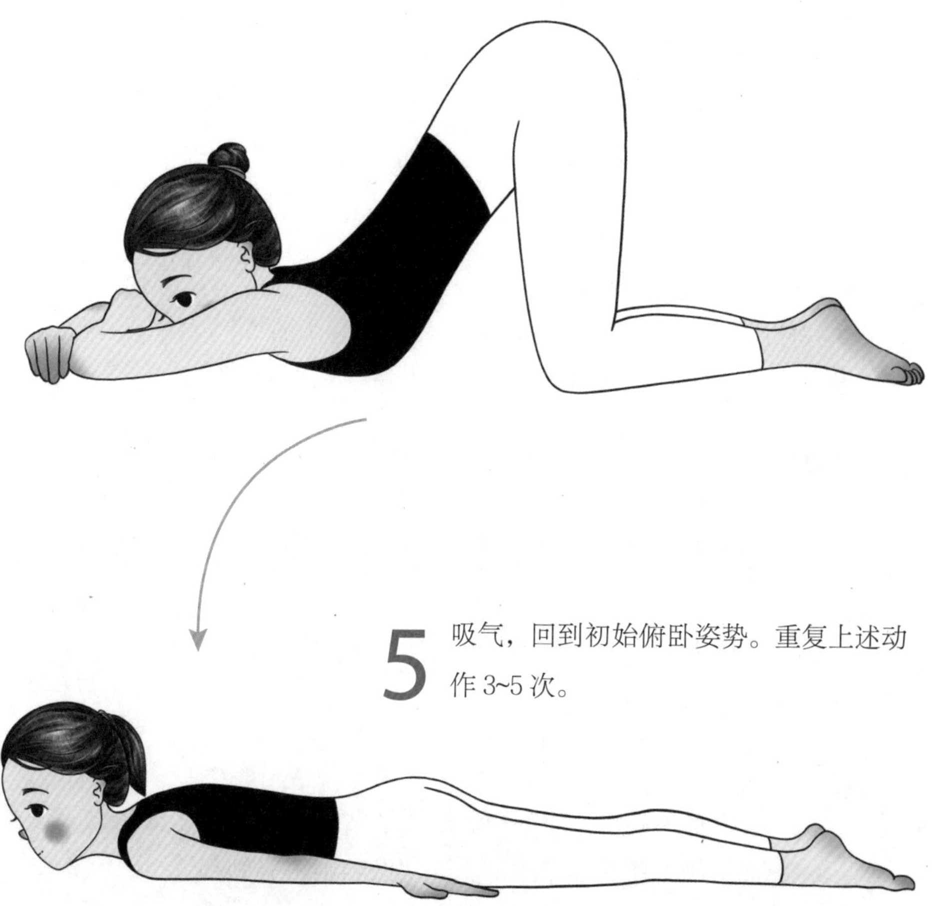

5 吸气，回到初始俯卧姿势。重复上述动作 3~5 次。

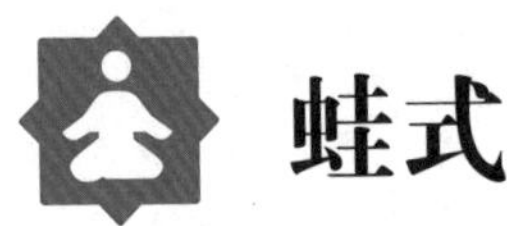

蛙式

该体式动作模仿青蛙，因而得名。

体式功效：

- 拉伸颈背部肌肉，减脂瘦背，修长颈部。
- 扩张胸部，防止胸部下垂，挺胸。
- 按摩腹部器官，促进消化。
- 锻炼膝关节，柔韧脚踝。

呼吸要点：

自然呼吸，体会颈部的拉伸和双臂、膝盖的紧张。

注意事项

上身抬起时，腹部和髋部要紧贴地面。双脚尽量往臀部两侧下压，如果难度大无法做到则不必勉强。

动作要点：

1 俯卧位，下巴触地或朝向两侧，双臂贴地置于身体两侧，掌心朝下，双腿伸直并拢。

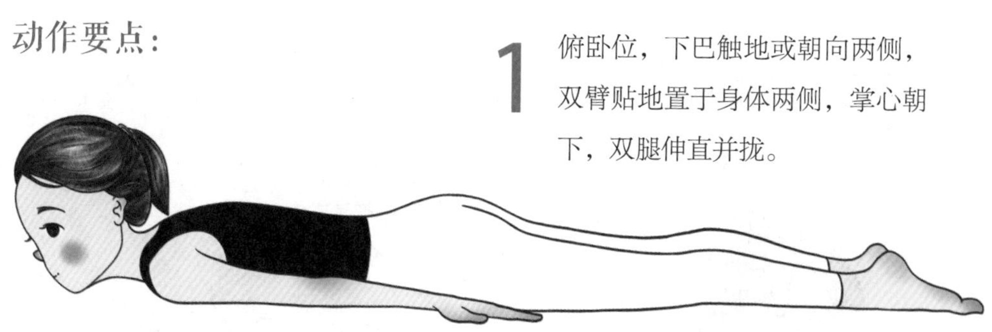

2 吸气，双膝弯曲，脚尖朝向臀部。双手向后抓住两脚背。

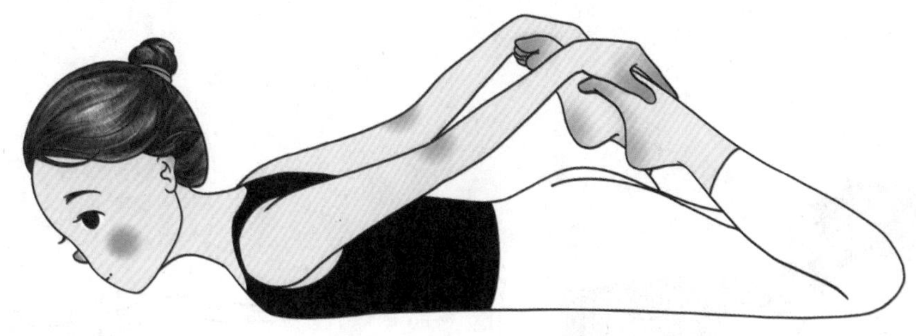

3 呼气，上身尽量向上抬，眼睛往上看，双臂屈肘，双脚往臀部两侧地面压。保持 5~10 秒。

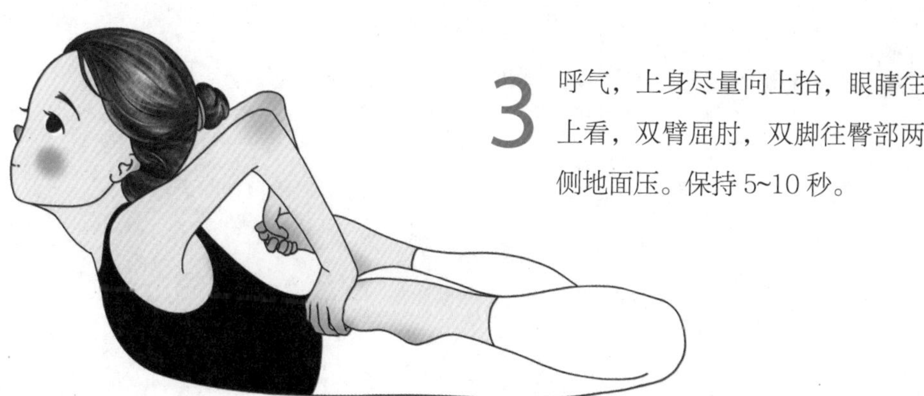

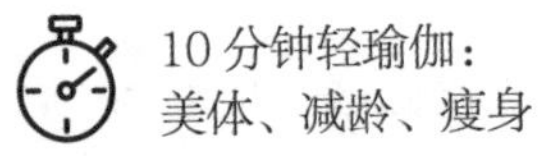

4 上身下落贴地放松，双臂放松。

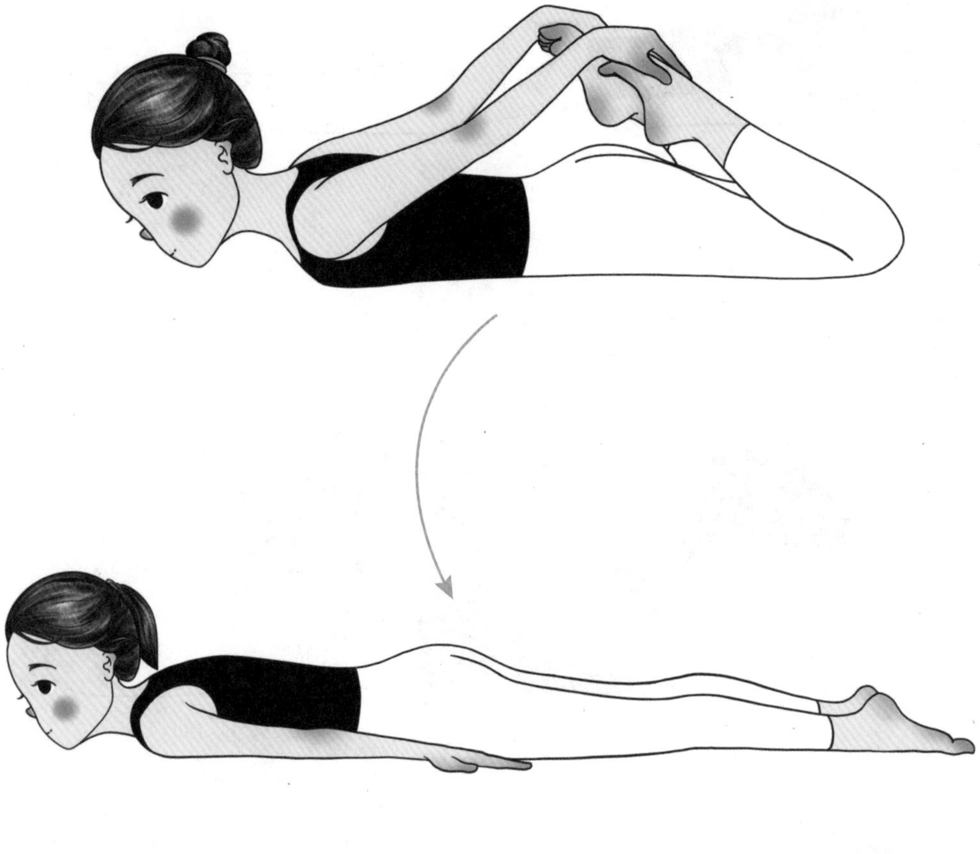

5 还原至初始姿势。重复 3~5 组。

颈部伸展式

此体式主要侧重颈部环绕拉伸练习，充分感受颈椎的舒展，有利于活动颈部关节和肌肉，有效缓解劳累导致的颈椎酸痛等症状。

体式功效：

- 拉伸颈部肌肉，可以消除颈部细纹。
- 缓解颈椎紧张，消除颈椎疲劳。
- 放松大脑，促进头部血液循环，有助于缓解紧张、头痛。

呼吸要点：

自然呼吸，呼吸与动作配合协调即可，充分感受颈部肌肉的拉伸。

注意事项

练习时，背部始终挺直，不要耸肩。颈部旋转顺序可以左右前后，也可以左前右后，也可以左后右前，只要练习到位即可。

动作要点：

1 选择一个舒适的盘坐姿势，如莲花坐式，吸气，挺直脊柱，肩部放松，双手自然放在两膝盖上。

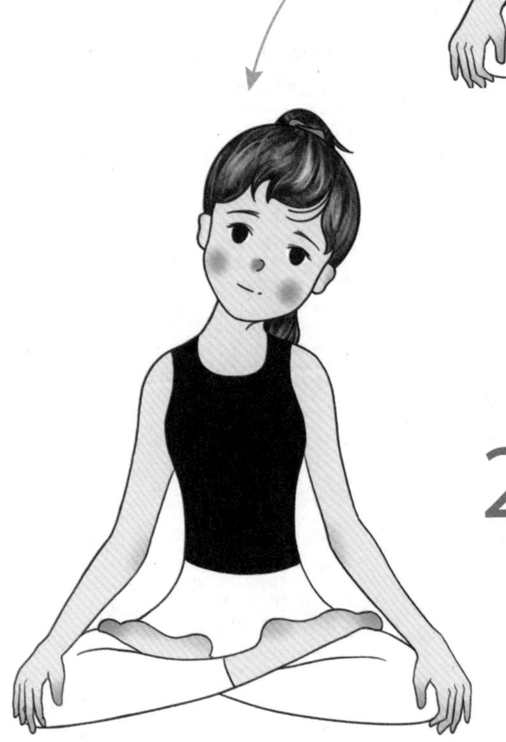

2 呼气，头部向左侧尽量下压，使颈部右侧肌肉得到充分拉伸。保持 10~30 秒。

3 吸气，头部回到正中位置。呼气，头尽量向下压，感觉颈后侧肌肉的充分拉伸。保持 10~30 秒。

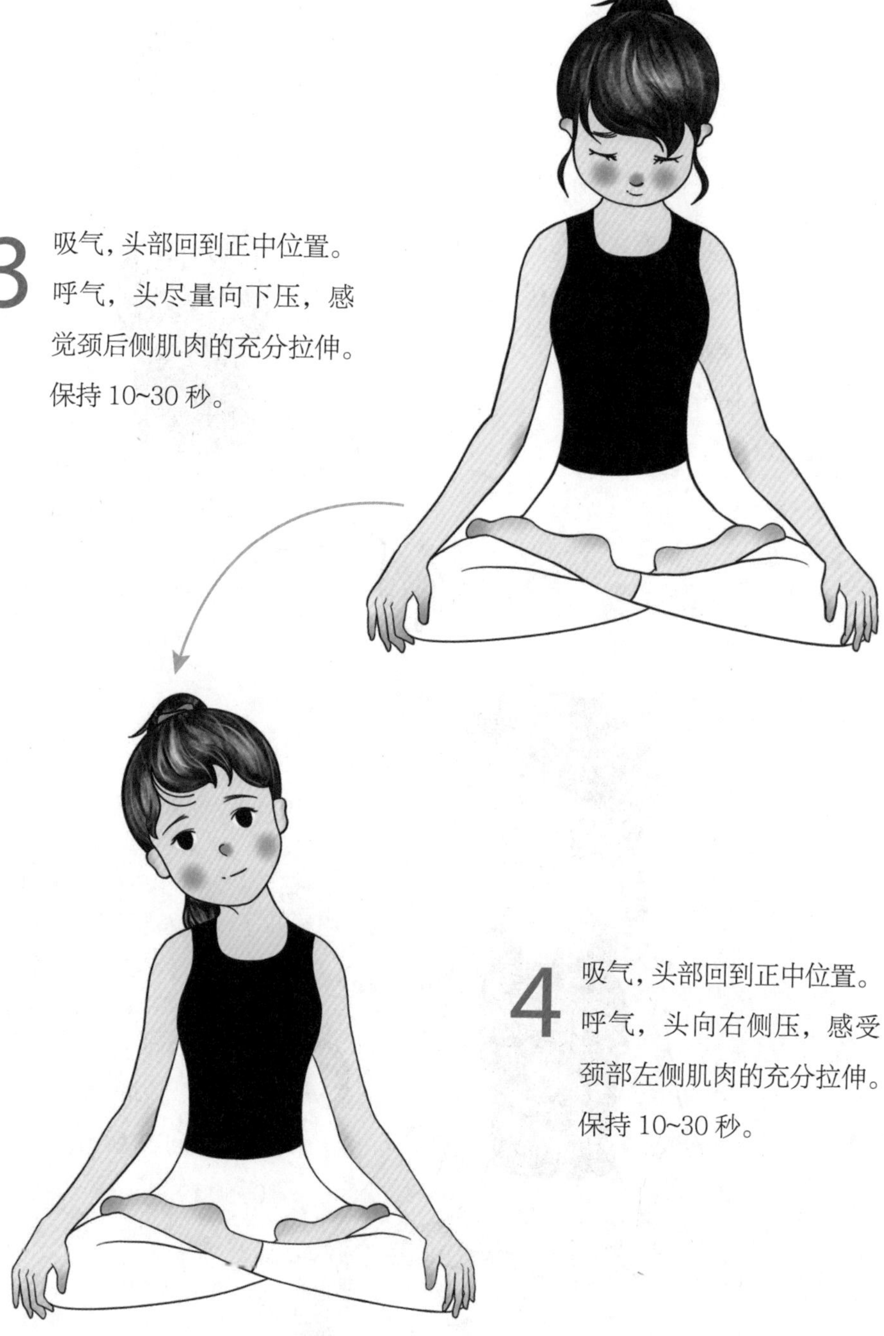

4 吸气，头部回到正中位置。呼气，头向右侧压，感受颈部左侧肌肉的充分拉伸。保持 10~30 秒。

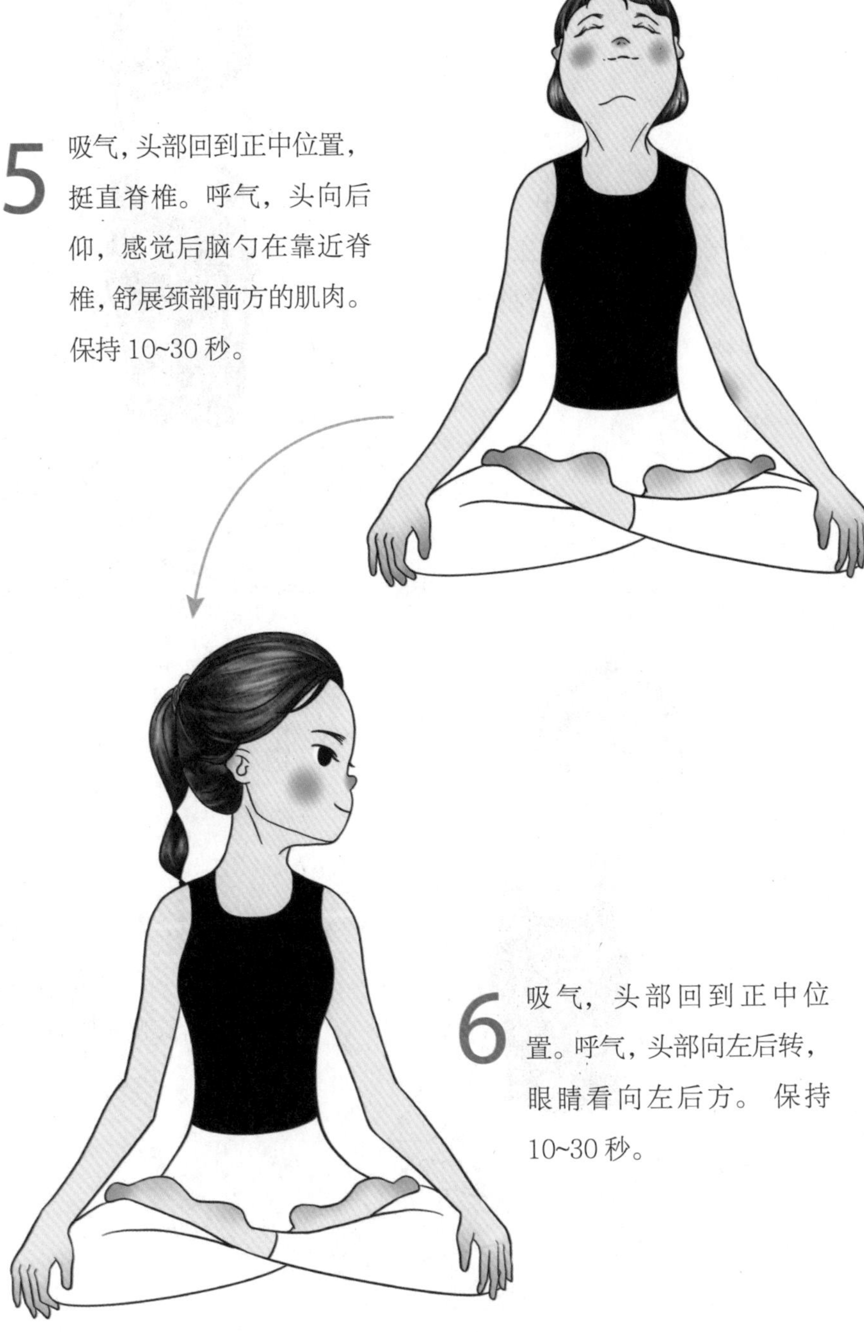

5 吸气，头部回到正中位置，挺直脊椎。呼气，头向后仰，感觉后脑勺在靠近脊椎，舒展颈部前方的肌肉。保持 10~30 秒。

6 吸气，头部回到正中位置。呼气，头部向左后转，眼睛看向左后方。保持 10~30 秒。

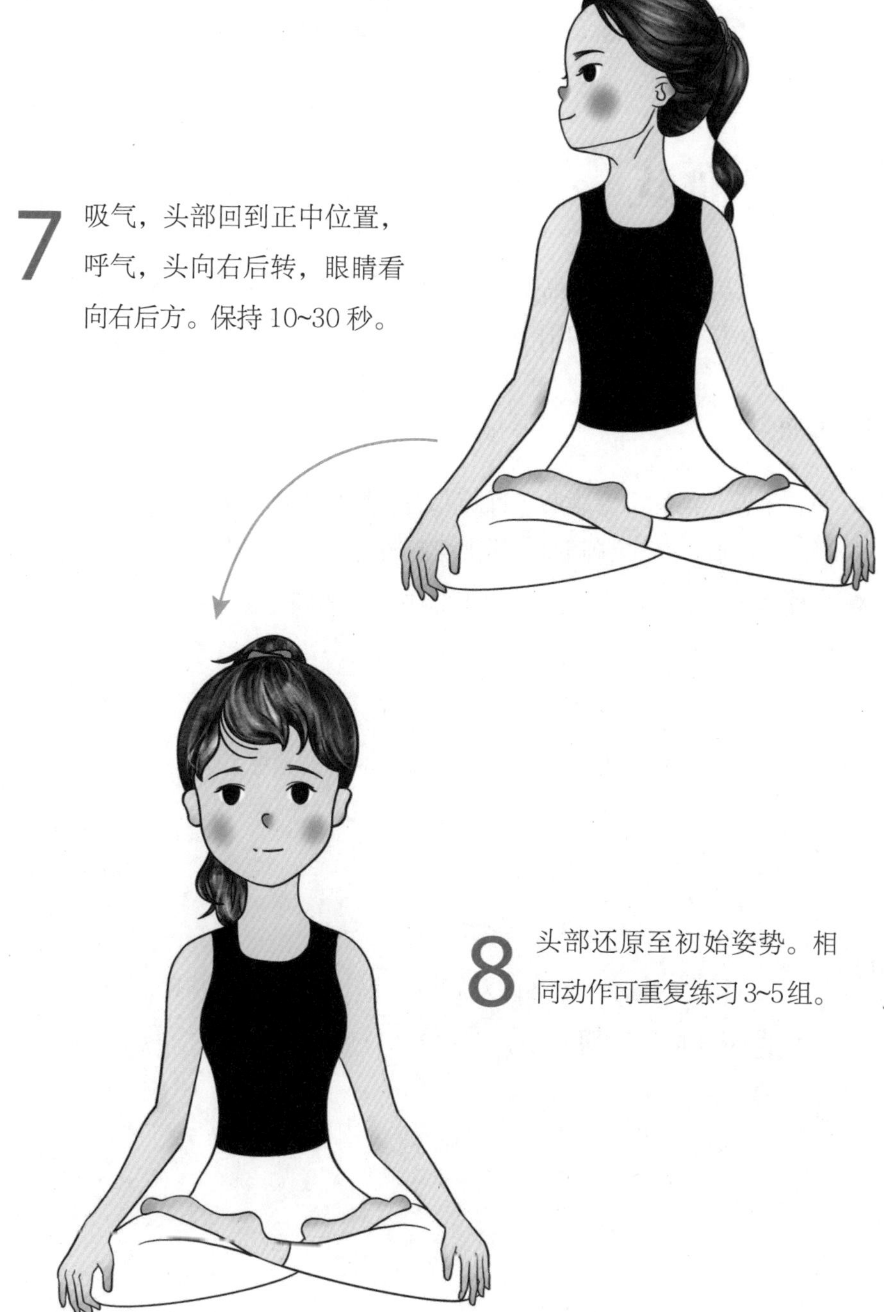

7 吸气，头部回到正中位置，呼气，头向右后转，眼睛看向右后方。保持 10~30 秒。

8 头部还原至初始姿势。相同动作可重复练习 3~5 组。

三、瘦减手臂，甩掉“蝴蝶臂”

牛面式

该体式完成后，从正面看酷似牛面，因而得名。牛面式上半身动作形似英雄式，都是双手于背后上下相扣。

体式功效：

- 伸展手臂，消除双臂脂肪，预防双臂皮肤松弛下垂。
- 活动肩胛骨，拉伸背阔肌，增加柔韧性。
- 扩展胸部，拉伸腹部，加快胸腹部血液循环。

呼吸要点：

整个练习中，保持自然、均匀呼吸，感受两肩的紧张和双臂的拉伸。

注意事项

双腿交叠时，务必使双脚脚背贴地，且双膝膝盖应该保持在同一垂直线上。两手在背后相扣时，背部要挺直。

动作要点：

1 坐在地面上，双臂自然垂放于身体两侧，双腿伸直并拢，腰背挺直，目视正前方。

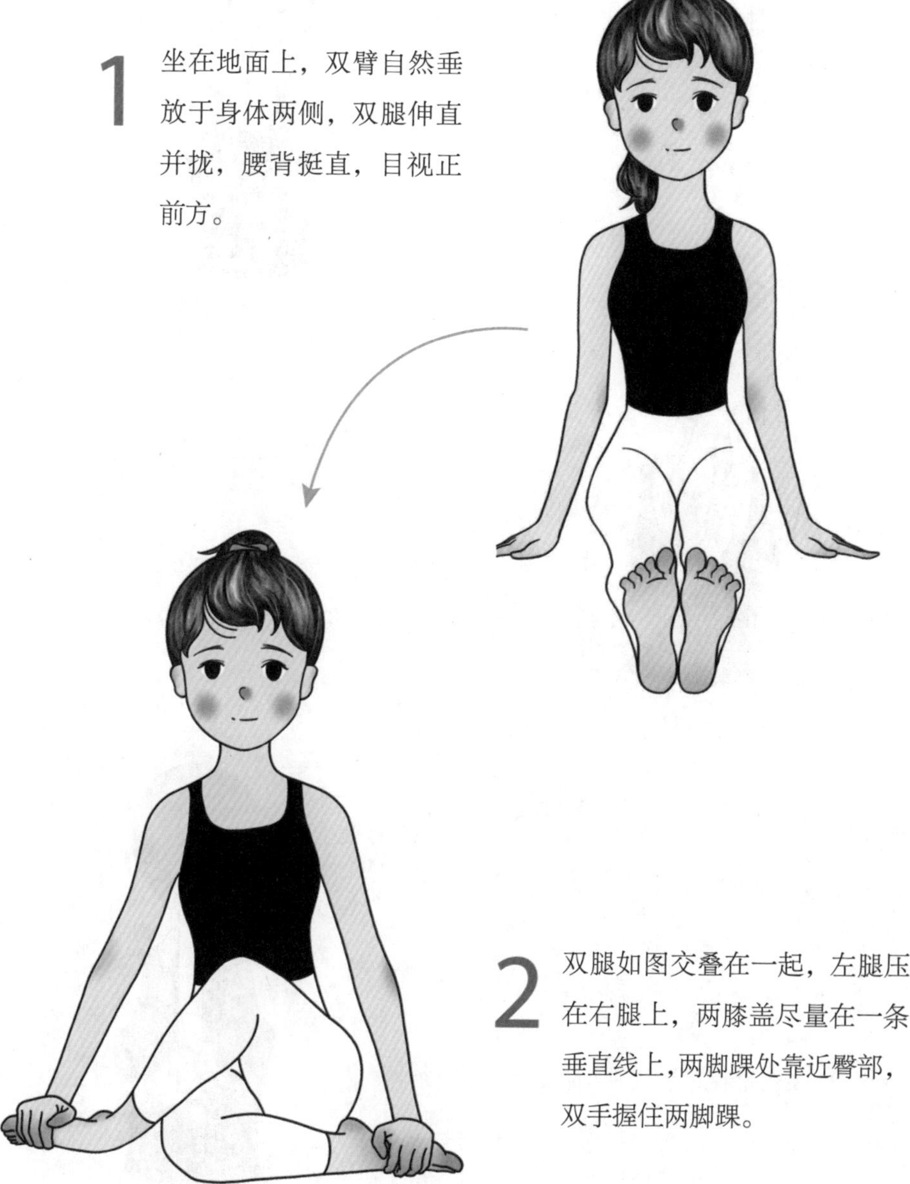

2 双腿如图交叠在一起，左腿压在右腿上，两膝盖尽量在一条垂直线上，两脚踝处靠近臀部，双手握住两脚踝。

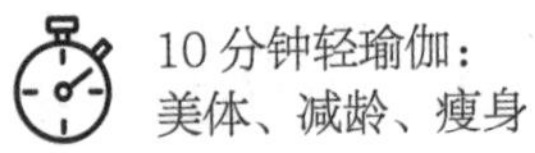

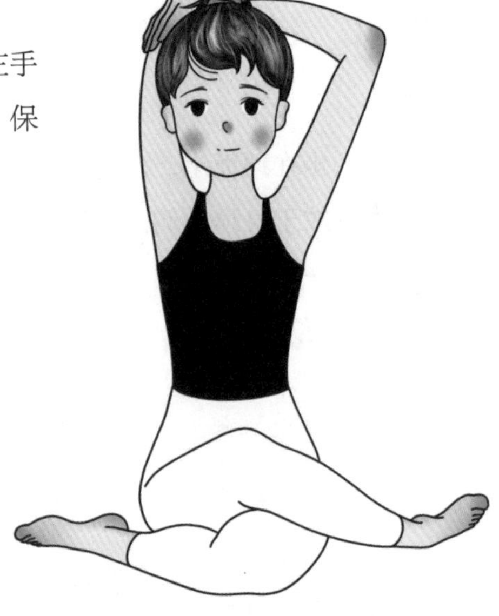

3 右臂高举过头，屈肘指向天空，左手扶住右肘尖，用力向左拉伸右肘。保持 10~30 秒。

4 左臂在上，右臂从背后绕至下，双手在背后上下相扣。保持姿势 10~30 秒。

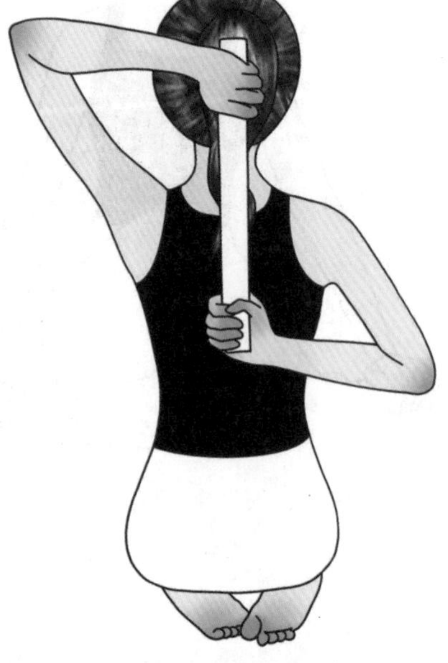

5 如果双手在背后无法相扣，可以借助瑜伽弹力绳或毛巾完成。如果双腿也无法交叉，也可以跪坐在地上，臀部坐在两小腿上。

战士二式

战士二式是对战士一式的延续。该体式兼顾力量与平衡，双脚分开距离并无严格要求，可因人而异，取决于双腿的灵活度和耐力。

体式功效：

- 加强锻炼双臂后侧肌肉，消除脂肪，纤细手臂。
- 加强双腿肌肉力量，消除大象腿，塑造腿部线条。
- 增强小腿肌肉柔韧度，改善小腿抽筋、痉挛等症状。
- 伸展脊椎，改善脊椎炎，缓解背腰痛。
- 加强双踝、双膝、髋部及肩部力量，增进体态平衡。

呼吸要点：

保持自然呼吸。意识主要集中在背部和手臂的伸展上。

注意事项

上身保持与地面垂直，不可向前或向后倾。屈膝时，大腿与小腿保持呈 90° 角。呼气时身体下沉，力量集中于腿部。

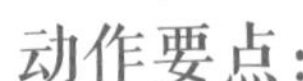

动作要点：

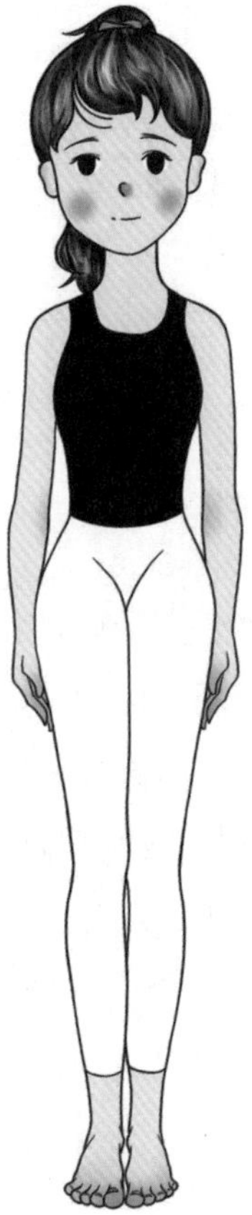

1 自然站立，双臂在两侧自然垂放，双腿伸直并拢。

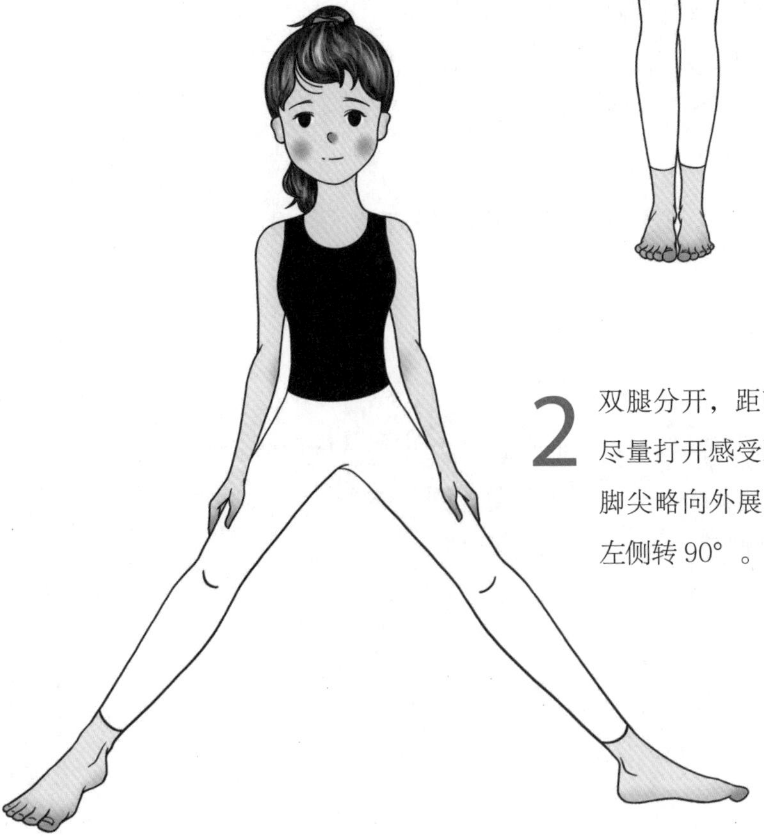

2 双腿分开，距离因人而异，尽量打开感受到拉伸。右脚脚尖略向外展，左脚脚尖向左侧转 90° 。自然呼吸。

3 左腿弯曲，左小腿与地面垂直。吸气，双臂平举伸直，掌心朝下，感受双臂两侧的延伸。

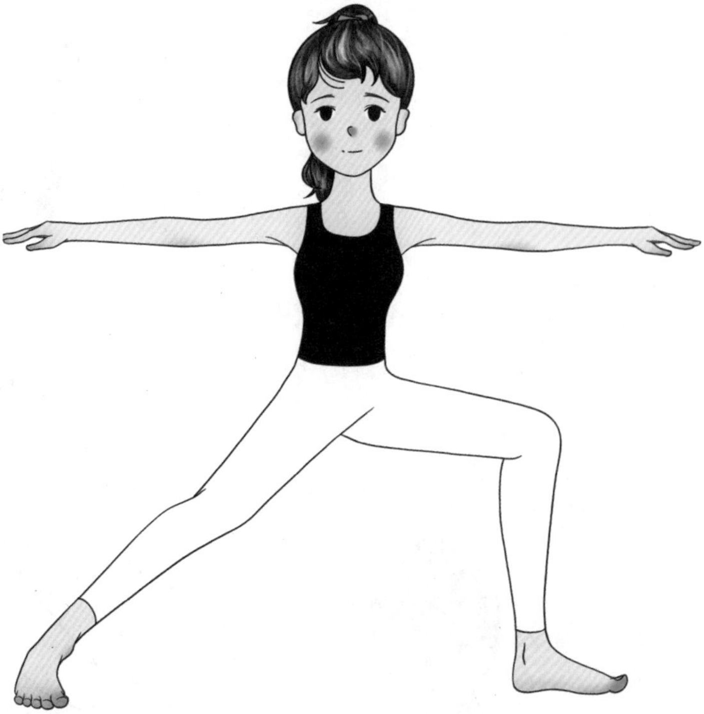

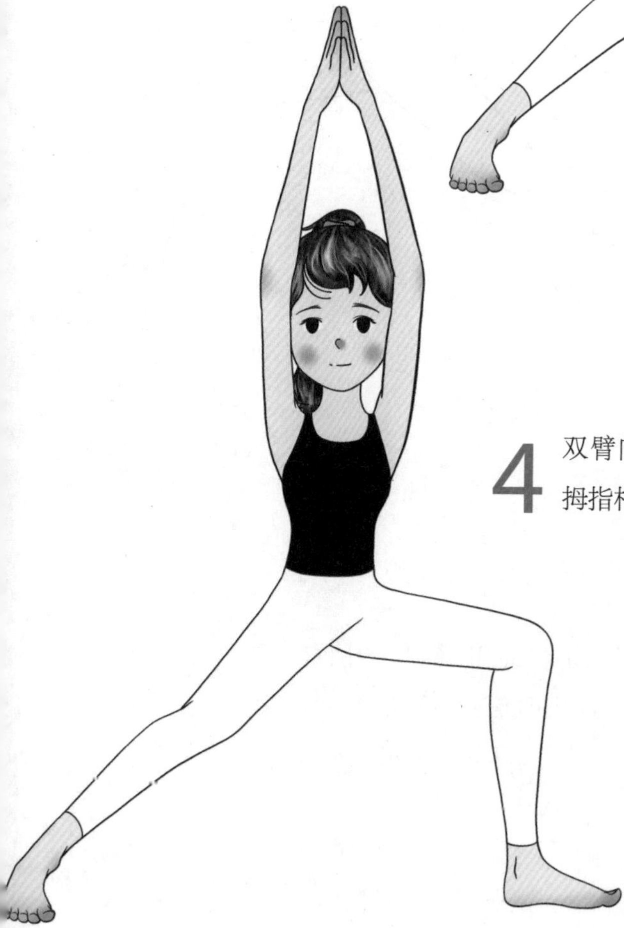

4 双臂向上伸展高举过头顶，双手合十，拇指相扣，目视正前方。

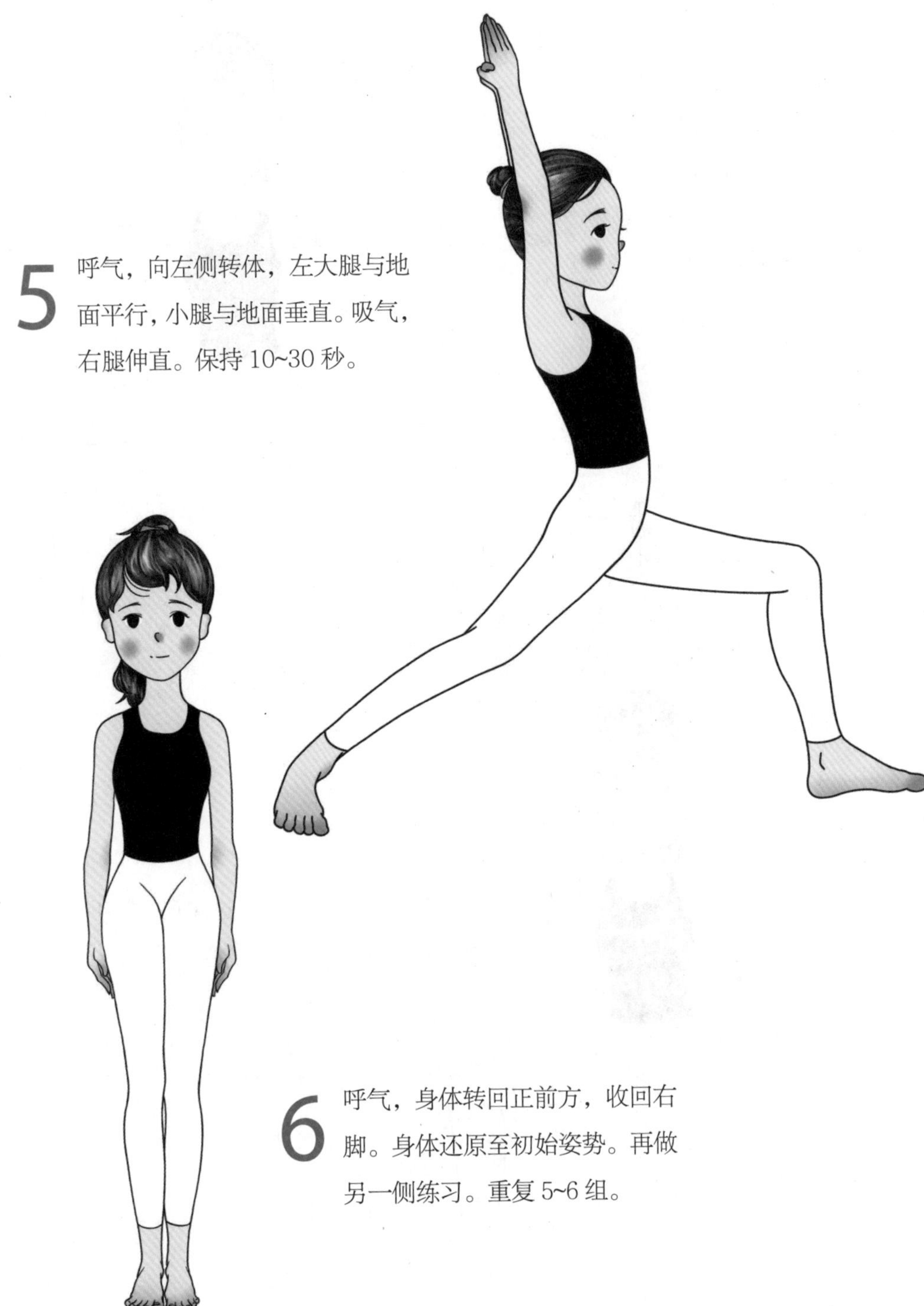

5 呼气，向左侧转体，左大腿与地面平行，小腿与地面垂直。吸气，右腿伸直。保持 10~30 秒。

6 呼气，身体转回正前方，收回右脚。身体还原至初始姿势。再做另一侧练习。重复 5~6 组。

侧角伸展式

这是有点挑战性的瑜伽体式，在战士二式基础上结合了三角式，也是开髋和扭转相结合的练习。练习侧角伸展式时，外侧的手、肩、髋、脚要在一条线上。

体式功效：

- 拉伸手臂、大腿、侧腰肌肉，燃烧相应部位的脂肪，消除赘肉。
- 锻炼大腿、胸部、膝盖和脚踝，增强下肢力量和耐力。
- 灵活髋关节，打开骨盆。
- 刺激胃肠蠕动，有助消化及排泄。

呼吸要点：

上身向体侧弯曲时呼气，保持动作中自然呼吸，身体还原时吸气。

注意事项

练习该体式时，髋部可能会向外翻转，最后一个动作需保持髋部平直且垂直于地面，并尽量使双臂保持在一条直线上。注意力应集中在整个身体的后部，尤其是脊柱，感受到全身的拉伸。腰椎间盘、下背部、膝关节不适者不宜做此体式。

动作要点：

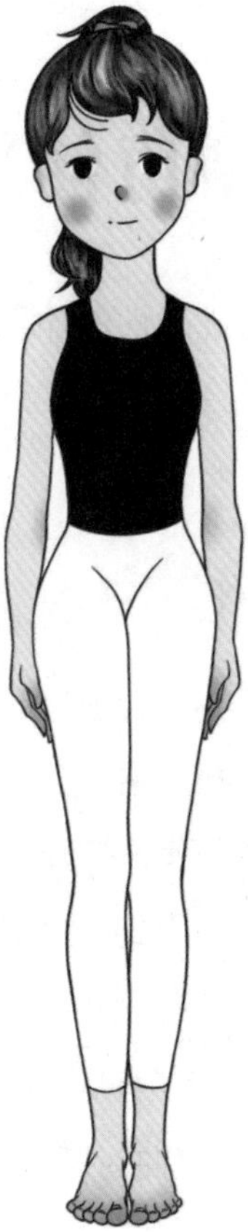

1 自然站立，双臂在两侧自然垂放，双腿伸直并拢。

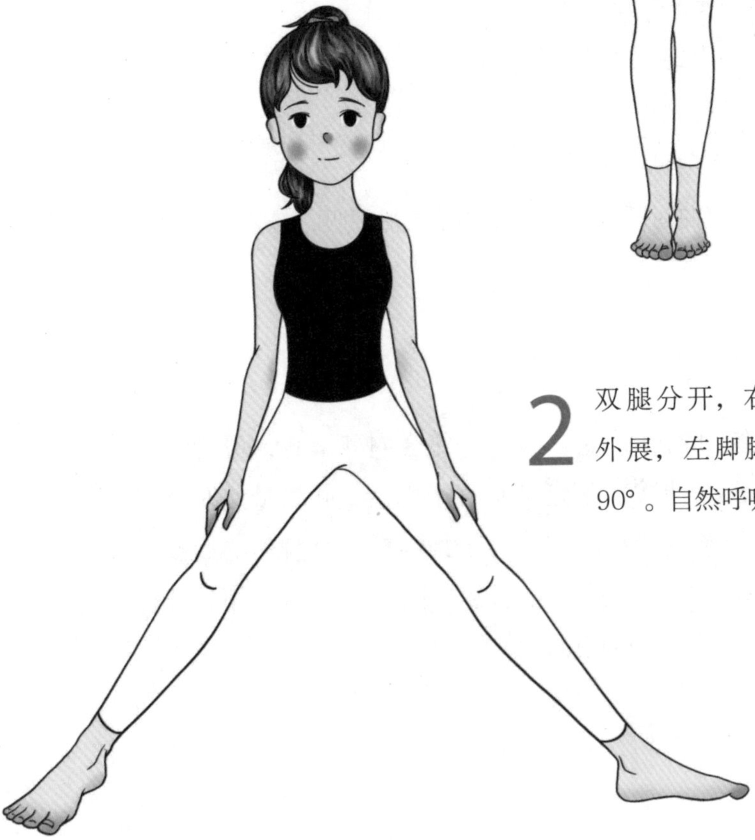

2 双腿分开，右脚脚尖略朝外展，左脚脚尖向左侧转 90°。自然呼吸。

3 左腿弯曲，左小腿与地面垂直。吸气，双臂平举伸直，掌心朝下，感受双臂的延伸。

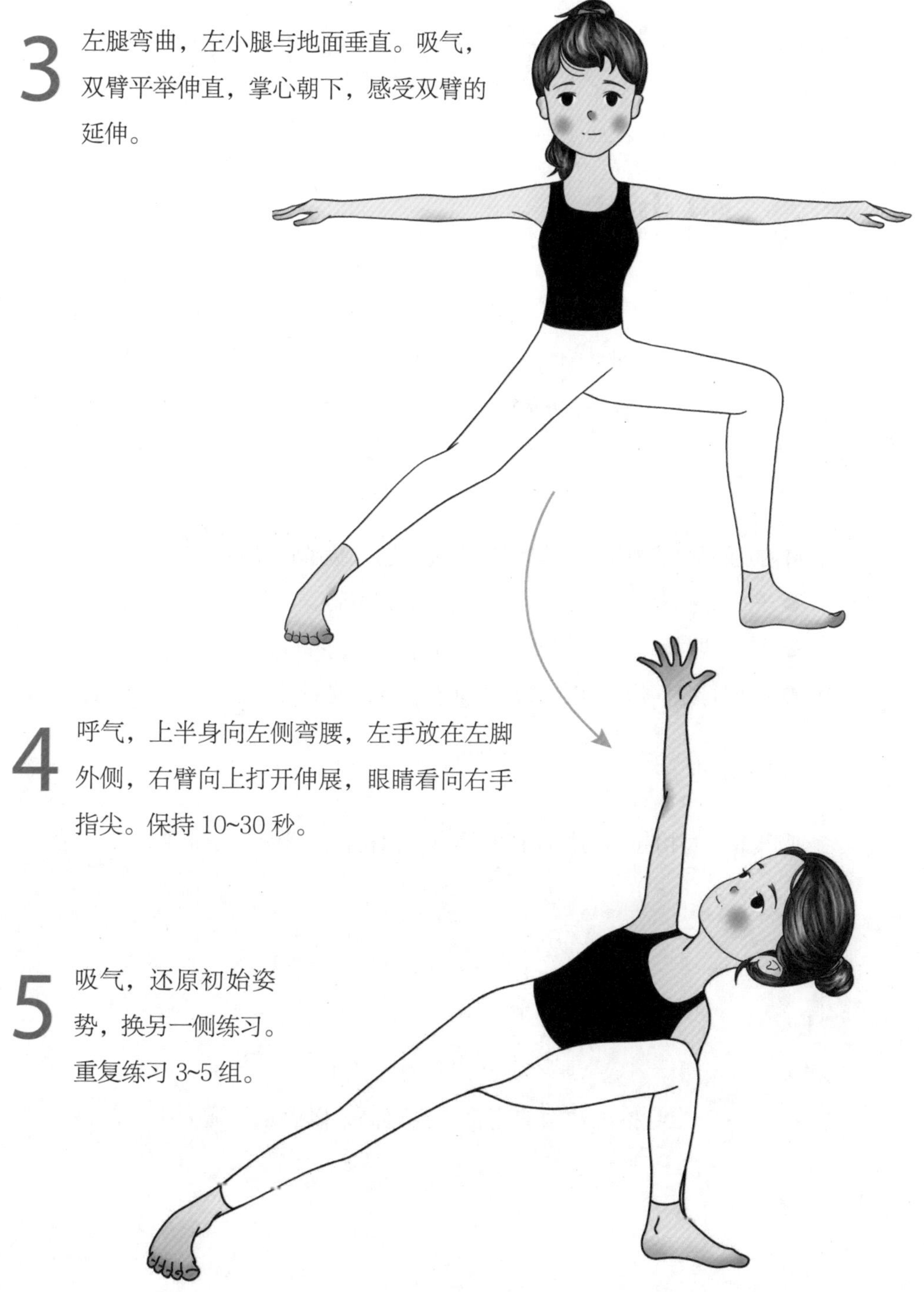

4 呼气，上半身向左侧弯腰，左手放在左脚外侧，右臂向上打开伸展，眼睛看向右手指尖。保持 10~30 秒。

5 吸气，还原初始姿势，换另一侧练习。重复练习 3~5 组。

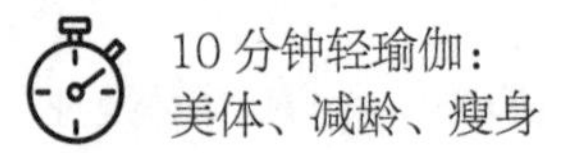

四、开肩美背，提升气质

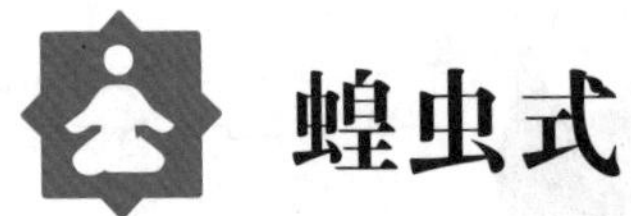

蝗虫式

该体式仿佛一只趴在地上的蝗虫。练习时，双手于背后交握，手臂伸直，尽量朝后方拉伸，以此带动上半身和头部抬起离地。该体式能有效锻炼背部肌肉，消减脂肪，增强脊柱的灵活度。

体式功效：

- 加强腰背部力量，消除背部赘肉脂肪，缓解背部酸痛不适。
- 充分拉伸双臂，锻炼手臂肌肉，消减脂肪。
- 充分伸展脊椎，增强脊椎灵活度。
- 按摩骨盆区域，使后腰部更强健，缓解坐骨神经痛。

呼吸要点：

吸气时上身抬起，动作保持时屏息或保持自然呼吸。

注意事项

上身抬离地面的高度不宜过高，以感觉舒适为度。

动作要点：

1 俯卧位，下巴触地，双臂贴地置于身体两侧，掌心朝下，双腿伸直并拢。

2 双臂抬起，双手于背后十指交叉，离臀部约 10 厘米。

3 吸气，利用腹肌力量带动上半身、头部、双腿同时抬离地面，只留腹部着地，眼睛看向上方，双臂双腿尽量向后向上延伸，保持 10~30 秒。

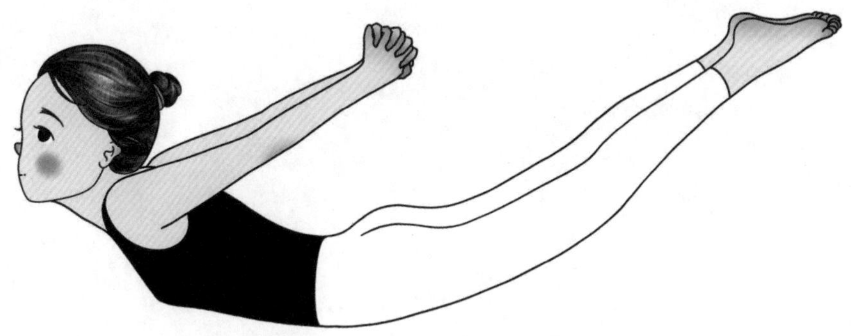

4 呼气，放松，身体慢慢回到地面，双臂打开，掌心贴地，还原至初始姿势，脸部可朝两侧放松。重复练习 3~5 组。

盘腿前弯式

该体式也是常见的瑜伽坐姿体式之一。难度适中，能够充分拉伸背部，对于塑造背部线条很有帮助。

体式功效：

- 充分伸展背部，促进背部血液循环，消减背部脂肪，缓解肩背部酸痛感。
- 延展大腿外侧肌肉，美化腿部肌肉线条。
- 双臂肌肉得到激活拉伸，强壮双臂力量。

呼吸要点：

向上伸展双臂时吸气，往下压时呼气，保持自然呼吸。

注意事项

身体向下弯曲时，背部要保持挺立状态，臀部不能离开地面。

动作要点：

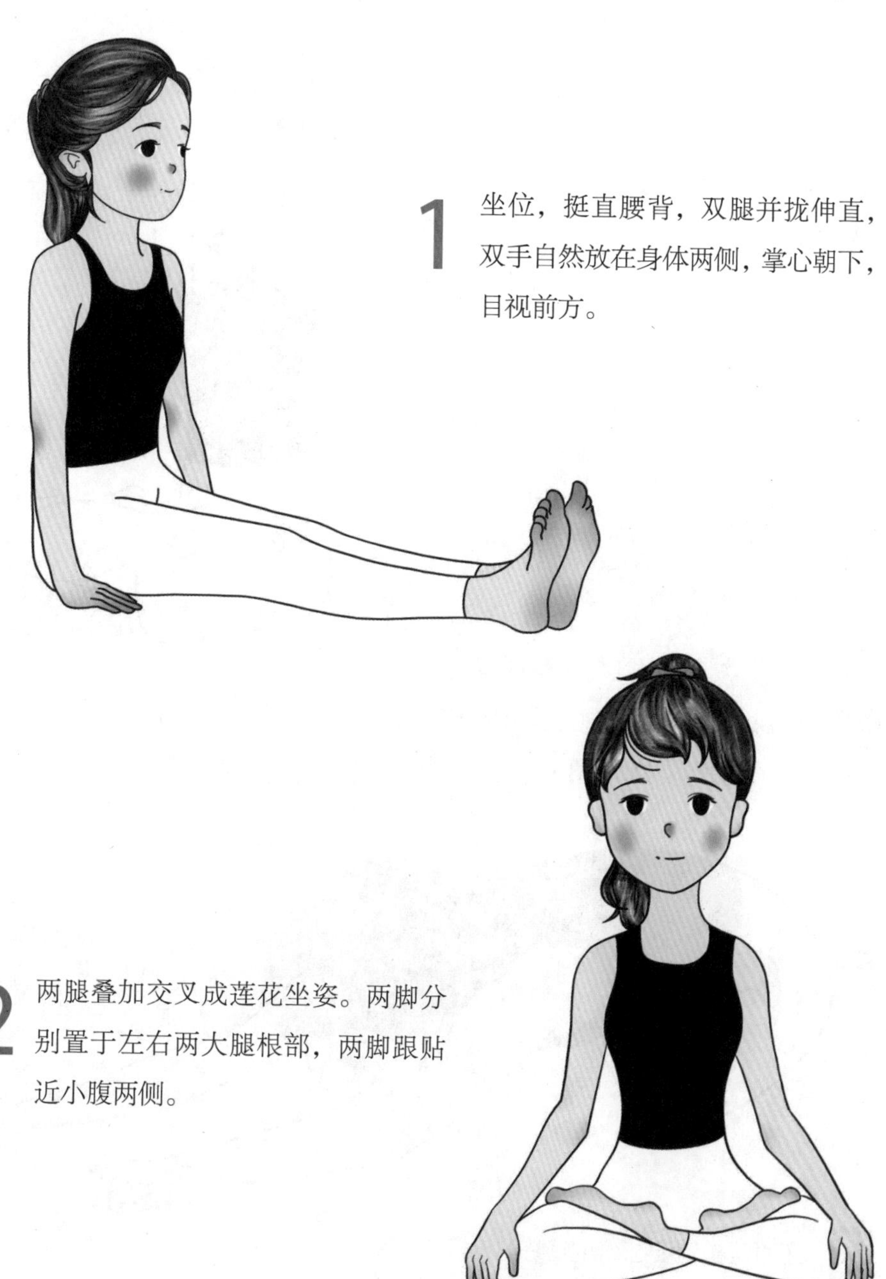

1 坐位，挺直腰背，双腿并拢伸直，双手自然放在身体两侧，掌心朝下，目视前方。

2 两腿叠加交叉成莲花坐姿。两脚分别置于左右两大腿根部，两脚跟贴近小腹两侧。

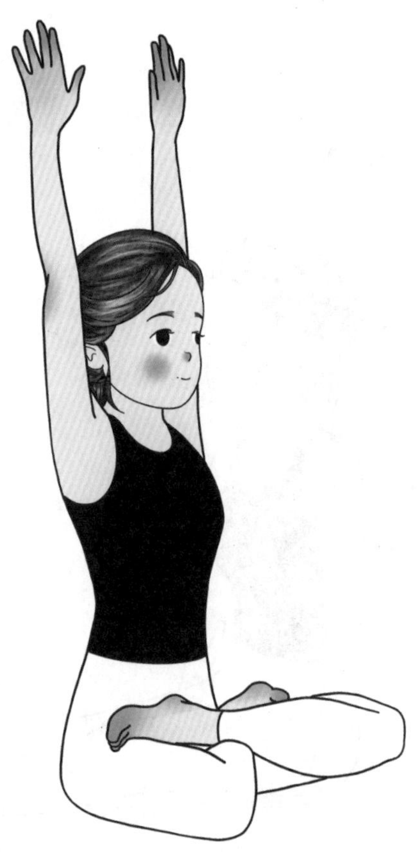

3 吸气，手臂伸直向上举过头顶，掌心向前。

4 呼气，双臂保持平行逐渐向下压，两小臂和手掌贴近地面，直到下巴点地，保持姿势 10~30 秒。

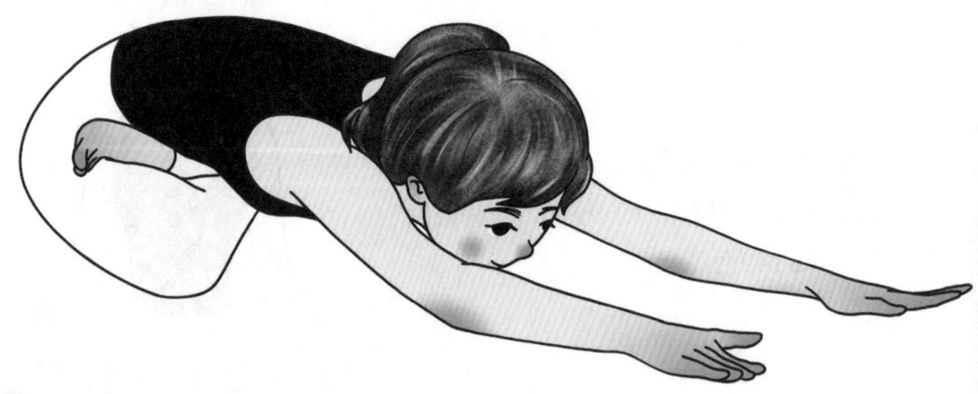

5 还原至初始姿态，重复练习 3~5 组。

猫伸展式

该体式如猫式一样，都来源于猫的伸展动作，比猫式难度大一点。动作通过呼吸，结合腰背部运动来完成，可增加脊椎的灵活性，伸展背部。

体式功效：

- 充分伸展肩背部、胸部、胳膊，消减背部脂肪，能开肩美背。
- 提高颈部和脊椎的柔韧性，改善含胸、屈背等不良姿势。
- 加强四肢的力量，双腿及双臂肌肉得到锻炼和消脂。

呼吸要点：

保持自然均匀呼吸，感受上半身背部和双臂的伸展。

注意事项

身体前倾时，背部尽量放松，保持平直伸展。

动作要点：

1 坐姿，腰背挺直，臀部重心放在脚后跟处，双手自然放在两大腿上，目视正前方，自然呼吸。

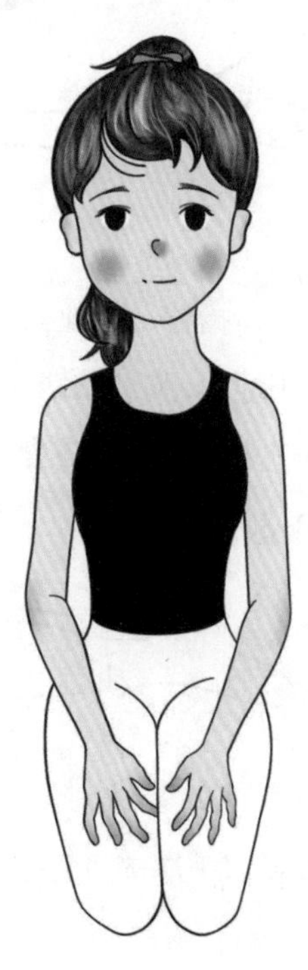

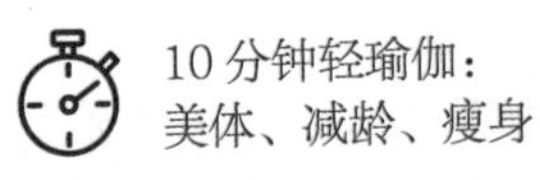

2 上半身向前倾，两手掌撑在地面上，双臂、双膝分开同肩宽，且与地面垂直，背部与地面平行，整个身体呈四脚板凳状跪立姿态。

3 吸气，臀部向后坐在双脚脚后跟上，身体向前倾，额头点地，腹部紧贴大腿，双小臂贴地向前伸展，感受背部和双臂的拉伸。保持姿势 10~30 秒。

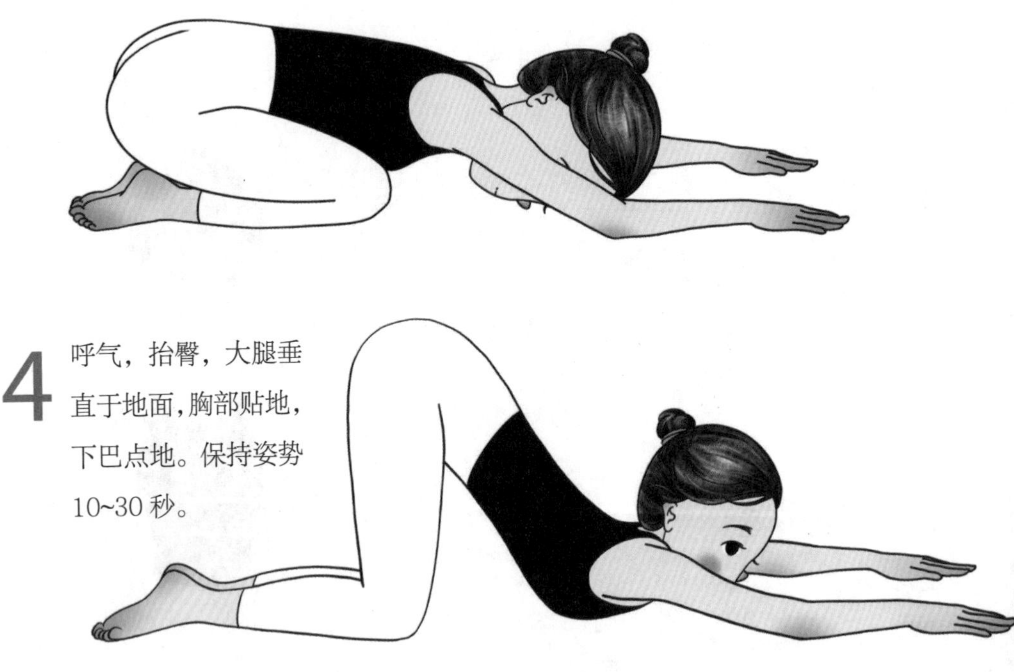

4 呼气，抬臀，大腿垂直于地面，胸部贴地，下巴点地。保持姿势 10~30 秒。

5 保持以上姿势进行 2~3 次呼吸后，身体还原至步骤 2。重复练习 3~5 组。